LA CURA DE UVAS

LA CURA
DE UVAS

BLANCA HERP

© 2016, Blanca Herp
© 2016, Redbook Ediciones, s. l., Barcelona

Diseño de cubierta: Regina Richling
Diseño interior: Primo Tempo

ISBN: 978-84-9917-395-5
Depósito legal: B-12.107-2016

Impreso por Sagrafic, Plaza Urquinaona 14, 7º-3ª 08010 Barcelona
Impreso en España - *Printed in Spain*

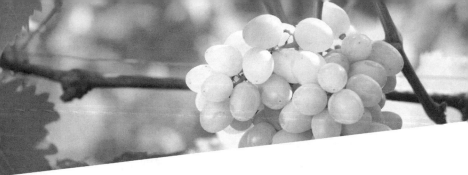

ÍNDICE

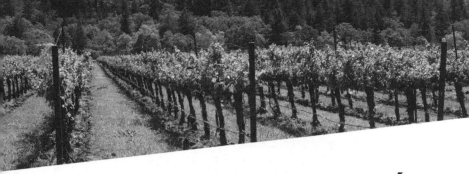

INTRODUCCIÓN

Presentamos por vez primera todo lo relacionado para poder llevar a cabo una cura de uvas personalizada. Es decir, desde la cura más fácil y sencilla, hasta las curas de uvas largas, de varias semanas de duración y emparentadas con los ayunos. El gran poder curativo de esta fruta despierta una gran admiración, porque sus efectos son realmente extraordinarios, tanto para las personas afectadas de alguna dolencia como para las personas sanas que quieran fortalecer su sistema inmunitario o sentirse mejor, más ligeras y radiantes.

El libro contiene también otras curas básicas de frutas: con cítricos, con fresas, con manzanas… que nos permiten aprovechar los beneficios para la salud de estas monodietas, así como abundantes consejos para depurar el organismo de forma natural y segura.

En el capítulo sobre el ayuno recuperamos uno de los recursos más poderosos de la medicina natural. Su eficacia es tan grande como el olvido en el que permanece, probablemente por su sencillez. No deja de sorprender esta marginación, sólo explicable porque se trata de una medicina gratuita, sin rentabilidad para el sistema clínico y farmacológico actual.

Los lectores encontrarán el modo de hacer una cura de uvas suave junto a la cura de uvas clásica en tres etapas. En todas ellas, y al igual que ocurre con los ayunos, es importante la preparación y, sobre todo, la salida paso a paso de la cura que nos llevará de retorno a la alimentación habitual.

En el apartado dedicado a las uvas y la belleza encontraremos toda clase de recursos y recetas con uva y con el maravilloso aceite de pepitas de uva, ampliamente utilizado hoy en día en cosmética. Y finalmente, las personas interesadas en disfrutar de un fin de semana depurativo encontrarán un plan muy fácil de seguir, bien en casa o bien en alguno de los Spa que los ofrecen, junto con las espectaculares envolturas de uvas, terapéuticas y estéticas.

Las uvas son protagonistas de las «curas detox» más eficientes que existen. ¡Qué las disfrutéis!

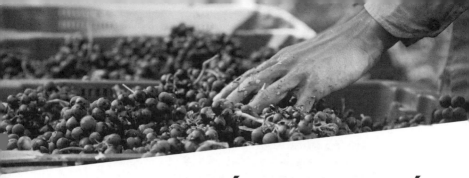

¿CÓMO EMPEZÓ LA CURA DE UVAS?

De la antigua Grecia a Berlín

La cura de uvas forma parte del debate sobre la influencia de la alimentación en la salud y, en especial, sobre si es preferible comer los alimentos crudos o cocidos. Una cuestión que no es nueva, pues Hipócrates ya la trató en la antigua Grecia. El que es considerado el padre de la Medicina occidental creía que los factores determinantes de la enfermedad eran la constitución física del paciente, su tipo de alimentación, su higiene y forma de vida, su profesión o el clima: «Las enfermedades no se ciernen sobre nosotros sin más, sino que se desarrollan por nuestras pequeñas transgresiones diarias de la Naturaleza, que se van acumulando hasta llegar un momento en que se manifiestan ostensiblemente». Y expuso la importancia de la prevención de las enfermedades: «Si hermoso es ocuparse de los enfermos por su mala salud, más importante es todavía ocuparse de los sanos para que no caigan enfermos».

Hipócrates dio un gran valor a la correcta alimentación, recomendando los alimentos crudos para mantener la salud, tanto a sanos como a enfermos. Y dio también una gran importancia a la práctica del ayuno: «Cuanto más se alimenta a un enfermo, más se le perjudica».

Hipócrates empleaba como medicinas plantas que él mismo se encargaba de recolectar y preparar, apareciendo nada menos que 234 plantas medicinales en las recopilaciones de sus escritos. También empleó el agua para hidroterapia, el masaje y el agua de mar bebida, y la prescripción de ejercicio físico y de determinadas manipulaciones sobre la columna vertebral (quiropráctica), aparecen mencionadas por primera vez en la historia de la Medicina gracias a él. Considerar al enfermo en su totalidad y no sólo por los síntomas que manifiesta es, por otro lado, un concepto que proviene de la medicina hipocrática: «Todo médico debe ser un observador atento de la Naturaleza. Si desea cumplir su cometido de forma correcta, debe considerar al ser humano en su totalidad y comprender que las relaciones entre la salud de las personas y sus hábitos cotidianos (forma de vida) se basan fundamentalmente en el tipo de comida y bebida que ingiere». Y suya es, por supuesto, la celebérrima frase: «Que los alimentos sean tu medicina y que tu medicina sean los alimentos» que, por conocida que sea, viendo lo que va llegando a las alacenas de nuestras cocinas, no está de más recordarla.

Gustav Schlieckeysen, un clásico de la salud natural

¿En qué se basa y cómo comenzó el interés por los alimentos crudos, tan en boga hoy día? Recordemos brevemente los hallazgos de un pionero que, hace poco más de un siglo, se planteó investigar seriamente la cuestión: el berlinés Gustav Schlieckeysen (1843-1914), que a los veinte años abandonó sus estudios de Derecho para dedicarse a la Zoología y la Antropología. Se formó también en Medicina, Filosofía y Pedagogía y, tras convertirse en admirador de las tesis de Darwin, observó que los grandes biólogos y antropólogos de la época, fascinados por el avance científico, habían olvidado los temas de dietética y nutrición en el ser humano.

Schlieckeysen defendía ya entonces una alimentación sin carne, basándose en dos argumentos: el respeto por los animales y las ventajas para la salud. Todavía hoy, después de los progresos actuales, muchos seguidores de las dietas alternativas son deudores de aquellas ideas esenciales, reflejadas en un libro suyo de gran éxito en la época: *Fruta y pan. La alimentación científica del hombre*. En él defendía sus novedosas ideas, que había forjado observando la alimentación de otros primates: «Por la gran extensión de nuestro intestino delgado, ocupamos un lugar intermedio entre los animales carnívoros y los herbívoros; los primeros, con un intestino de corta longitud y los segundos, con una longitud enorme, necesaria para digerir la celulosa».

El fuego

El libro de Schlieckeysen contiene muchos argumentos a favor de una alimentación a base de crudos, y sitúa en el período Cuaternario el momento en que, debido sobre todo a cambios climáticos, nuestros antepasados fueron abandonando una dieta frugívora por otra «omnívora». Este paso se habría dado sin «selección natural», sin la herencia de ningún factor selectivo relevante, es decir, a los humanos no les aparecieron colmillos ni se les alteró la tipología intestinal, por lo que el paso que permitió la adaptación a la carne fue estrictamente cultural, con el dominio del fuego y la fabricación de utensilios para la caza, entre otros sucesos.

El autor también señala la larga permanencia de algunos de estos alimentos en el estómago y su lenta digestión en el intestino delgado como señales de que no deberíamos comerlos. Una digestión lenta y pesada exige al organismo una gran cantidad de energía, entre otras complicaciones.

Hoy día sabemos que «dar un respiro al organismo» tiene un gran valor para la salud, por lo que los ayunos (totales o parciales) y, de forma más general, las curas de frutas, tienen una gran importancia terapéutica. Entre todas ellas destaca la cura de uvas, que ayuda al organismo a descansar y «hacer limpieza», lo que revierte en un aumento espectacular de la vitalidad.

Manzana cruda, manzana cocida

Con el descubrimiento del valor del «crudivorismo», Schlieckeysen se convertiría en un gran defensor de «la verdadera cocina, el sol: la preparación del alimento consiste en arrancarlo del árbol o de la tierra en el momento justo e idóneo de su maduración... ¡y nada más!». Hoy día podemos ser menos restrictivos y disfrutar mejor de todos los sabores, de tal forma que las curas depurativas, como la de uvas, puedan ejercer su extraordinario papel de ayuda para el organismo.

Así, para Schlieckeysen, la dieta que correspondería al ser humano por naturaleza y disposición sería la frugívora, es decir, la misma dieta que para los grandes antropoides, que es esencialmente cruda y centrada en vegetales, frutas y semi-

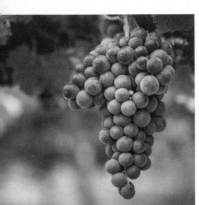

llas («Los gorilas son frugívoros… ¡y son muy fuertes!»).

En pocas palabras, existen argumentos poderosos para defender la cocción de los alimentos, y también para defender el consumo crudo de todas las frutas, verduras y hortalizas posibles. Los partidarios de una combinación razonable de alimentos crudos y cocidos ponen como ejemplo la manzana, que en invierno puede apetecer comerla al horno (cocida) y en verano fresca y jugosa (cruda), pero si el organismo las tolera bien, también comeremos manzanas crudas a lo largo de todo el año… En cualquier caso, actualmente es bien conocido el valor nutritivo de los alimentos crudos, entre otras cosas porque, tanto si se trata de copos de cereales como de cualquier pieza de fruta, mantienen toda su riqueza enzimática.

La experiencia de una enfermera en Sudáfrica

En 1900, a sus 24 años, Johanna Brandt trabajaba como enfermera voluntaria en Sudáfrica, donde llevaría a cabo una gran actividad en la guerra de los Boers. De madre francesa y padre holandés, llevó a cabo con éxito peligrosas misiones, transmitiendo mensajes y reabasteciendo a los combatientes, acogiéndolos y ocultándolos según sus necesidades.

Johanna tuvo siete hijos y una vida muy activa, sin embargo, al final de la Primera Guerra Mundial se puso enferma de cáncer de estómago. Era 1921 y los médicos le dieron seis semanas de vida, pero la noticia no la abrumó porque su deseo de vivir era más fuerte. Rechazó toda operación y empezó a buscar con ahínco un método natural de curación. Había oído hablar de los beneficios del ayuno, así que lo puso en práctica y experimentó progresos notorios. A través de estos «experimentos» que llevó a cabo consigo misma, descubrió las maravillosas propiedades curativas de la uva. Seis años después, Brandt ya atribuía su curación definitiva a los periodos de ayuno y a la cura de la uva. Según el relato de su hija Mira, «el régimen alimentario que se preparó, muy estudiado y muy progresivo, le permitió vivir, en excelente salud, cerca de cuarenta años más. Hasta el último día, a los 87 años, llegó a conservar una vitalidad plena».

Todos los médicos consultados le habían aconsejado una operación lo antes posible, pero Brandt se curó sin pasar por el quirófano, por sus propios medios, y pudo disfrutar de una vida larga y feliz.

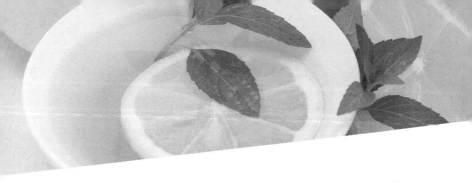

DEPURAR EL ORGANISMO

La cura de uvas, un método sencillo y eficaz

Entre los remedios simples y naturales que Johanna Brandt descubrió para su propia curación, destaca la que se conoce como «cura de uvas», la cual se hizo rápidamente popular entre naturistas vegetarianos y seguidores de la alimentación cruda. Hoy día es practicada en todo el mundo, tanto por parte de enfermos (que experimentan curaciones espectaculares), como de personas sanas que desean beneficiarse de una dieta depurativa y desintoxicante unos días al año.

¿Pero por qué la uva resulta eficaz en tantas enfermedades? Aunque lo habitual es que un remedio actúe en una enfermedad concreta y no en las demás, en la uva las posibilidades de acción son muy grandes; todo un «alimento-medicina» que ha llevado a los especialistas en medicina natural a preguntarse sobre las posibles causas comunes de las enfermedades, es decir, ¿nos encontramos en presencia de un remedio de acción múltiple, o bien las enfermedades tienen un origen común? Y en cuanto a la uva, ¿cuál es su acción, tan potente y misteriosa? ¿Y por qué la tiene esta fruta y no cualquier otra fruta, verdura o planta medicinal? Brandt hablaba de una sustancia curativa contenida en la uva, pero se trataría de una sustancia todavía no descubierta. Ahora bien, si se descubriera esta hipotética sustancia nos encontraríamos también ante un enigma, porque hasta ahora no conocemos ningún producto con un espectro de acción tan amplio: la uva es antiinflamatoria; destruye determinadas células cancerosas; resulta muy eficaz en tuberculosis, apendicitis y trastornos de la tiroides; impide la caída de dientes y pelo, cura las anemias y regenera tejidos necrosados, entre una larga lista de enfermedades y trastornos.

Un éxito difícil de explicar

Y con todo, a pesar de tantas acciones beneficiosas, la cura de uvas sigue siendo un desafío para la ciencia porque pone en duda preceptos médicos considerados inamovibles. Aunque Brandt hablaba de «sustancias tóxicas» y «venenos» como causa de las enfermedades, hoy día solemos culpar a los microbios. Así pues, ¿cuál es la razón de que enfermemos? En medicina natural se tiene una comprensión diferente del funcionamiento del cuerpo y del lugar que ocupa en él la enfermedad, así que antes de responder con contundencia, recordemos que existen numerosas enfermedades en que los microbios no tienen nada que ver y, en estos casos, una acción terapéutica desinfectante (con antibióticos) no da ningún resultado. Se trata de trastornos como infarto de miocardio, diabetes, asma, cáncer, anemia, migraña, alergias, depresión nerviosa, trastornos digestivos, circulatorios, hormonales o nerviosos, y la mayoría de reumatismos. En otras palabras, las enfermedades no microbianas son numerosas y algunas de ellas son graves; en cambio, en otros casos, la acción de los microbios es evidente, como en bronquitis, neumonía, catarros, gripe, cistitis o hepatitis.

Microbios y enfermedades

Actualmente sabemos que, en las epidemias de cualquier tipo, no todas las personas que entran en contacto con los microbios desarrollan la enfermedad. En cualquier epidemia sólo queda afectada «una parte» de la población, mientras que la otra resiste a la infección porque las defensas de su sistema inmunitario impiden que los microbios sobrevivan; de ahí que sea tan importante tener en cuenta el estado de salud del organismo. La diferente potencia de fuerzas (la del microbio y la de resistencia del organismo) es la que determinará si se desarrolla la enfermedad. Cuanto más débiles se encuentren las defensas, más posibilidades tendrán los microbios de instalarse y multiplicarse. Por el contrario, cuanto más resistente sea el terreno (el organismo), más problemas tendrán los microbios para sobrevivir y actuar en un medio desfavorable.

Pero las características de nuestro organismo no sólo determinan la posibilidad de desarrollo de una enfermedad, sino también la «forma» que esta tomará. Un gran número de microbios no son específicos de una sola enfermedad; por ejemplo, según el terreno orgánico en que penetre un estreptococo, podrá provocar unas anginas, un flemón o una erisipela, mientras que un neumococo podrá originar tanto una vesícula de herpes como neumonía o meningitis.

¿Qué es el «terreno»?

La influencia del estado del terreno sobre el microbio queda también patente en el hecho de que «una misma enfermedad» pueda ser causada por «microbios diferentes». Así, una bronquitis, unas anginas o una gripe pueden estar provocadas tanto por cocos como por bacilos o virus. Sin embargo, aunque en medicina natural el «terreno» sea considerado determinante, la nocividad de los microbios tampoco se minimiza. Tanto estos como virus y parásitos son una realidad, y representan un peligro potencial para los seres humanos.

El denominado «terreno» está formado por el conjunto de líquidos orgánicos que irrigan el cuerpo y bañan las células. Es la «sangre» que circula por las arterias y las venas, pero también por los capilares, esos vasos finos como un cabello que descienden hasta las profundidades de los tejidos; es la «linfa» o «sangre blanca» que circula por los vasos y ganglios linfáticos, y son los «sueros extra e intracelulares», los líquidos que respectivamente rodean y llenan las células.

El papel fundamental del terreno fue reconocido por Louis Pasteur, el investigador francés al que debemos precisamente el descubrimiento de los microbios y el desarrollo de las primeras vacunas, y que en sus últimos años dio la razón a quienes negaban que los microbios fueran el único origen de las enfermedades infecciosas. Y lo hizo con una frase que pasaría a la Historia: «El microbio no es nada, el terreno lo es todo».

Actividad celular

Enseguida veremos qué pueden hacer las frutas en general y las uvas en particular por nuestra salud, pero antes recordemos que las células no pueden desplazarse; ni para buscar alimento, ni para eliminar los desechos hacia el exterior: deben recibir ayuda, y esta les llega gracias a los líquidos orgánicos, que actúan como transportadores.

Las sustancias nutritivas, como las vitaminas y los minerales, pero también el oxígeno, son transportados en primer lugar por la corriente sanguínea y linfática, y después por los sueros celulares hasta su lugar de utilización: las células. Los desechos que estas producen siguen el mismo camino, pero en sentido inverso, para abandonar el organismo.

La composición de estos líquidos se modifica de forma natural y constante, en función de la cantidad de nutrientes y toxinas. Así, una concentración demasiado elevada de toxinas o, al contrario, la carencia de nutrientes puede generar cambios en las características del terreno y modificar las posibilidades de un buen funcionamiento de las células. De ahí que en medicina natural se considere que, cuando aparece un trastorno o enfermedad, es el terreno lo que condiciona la aparición de los síntomas y no al revés.

Enfermedades y toxinas

Cuando la enfermera Johanna Brandt hablaba de las causas de las enfermedades, no se refería a los microbios, sino a los «venenos», es decir, sustancias tóxicas, desechos y toxinas. ¿Pero los hechos confirman esta manera de ver las cosas? Como se ha podido constatar, así es. La observación de los enfermos nos revela, en todas las enfermedades, la presencia de un terreno más o menos sobrecargado de toxinas.

Así, las mucosidades obstruyen los alveolos pulmonares en el asma, los bronquios en la bronquitis, la garganta en la tos, los senos paranasales en las sinusitis y la nariz en el resfriado. Si las personas que padecen enfermedades respiratorias tosen, expectoran y se suenan la nariz es para intentar liberarse de los residuos que obstruyen sus vías respiratorias. ¡Y así sucede en los demás casos! Los residuos coloidales se eliminan a través de las glándulas sebáceas en el acné, la forunculosis y los eczemas, y los residuos cristaloides o ácidos salen por las glándulas sudoríparas en los eczemas secos, el prurito y las grietas.

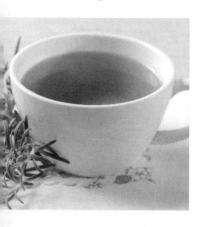

La presencia de sustancias alimentarias en exceso en el estómago y los intestinos provoca regurgitaciones, indigestiones, náuseas, vómitos o diarreas, y cuando estas sustancias son irritantes, fermentan o se pudren dan lugar a la inflamación de la mucosa digestiva (gastritis, enteritis, colitis) y a la producción de gas (aerofagia, hinchazón).

Un exceso de colesterol y ácidos grasos provoca enfermedades cardiovasculares, en tanto estas sustancias espesan la sangre, se depositan en las paredes de los vasos (arteriosclerosis), deforman las paredes (varices), las inflaman (flebitis, arteritis) y finalmente las obstruyen (infarto, ataque cerebral, embolia pulmonar).

En las alergias, las sustancias incriminadas son los alérgenos; en las enfermedades renales, los residuos de proteínas; en la obesidad, las grasas; en la diabetes, el azúcar; en la gota, el ácido úrico; en la osteoporosis, los ácidos, y en el cáncer (enfermedad que padecía Johanna Brandt y que la condujo al descubrimiento de la cura de la uva), las sustancias cancerígenas.

¡Un baño de salud para las células!

Por todo ello, cuando una masa importante de residuos se acumula en los líquidos extracelulares, las células quedan literalmente bañadas en una ciénaga que paraliza todos los intercambios. El oxígeno y las sustancias nutritivas les llegarán entonces con dificultad y tendrán problemas para eliminar los residuos. En el «terreno» aparece demasiada suciedad porque los órganos no pueden hacer de forma eficaz su trabajo depurativo y pueden aparecer ciertos trastornos: hepáticos si el hígado está congestionado; pulmonares cuando las vías respiratorias están obstruidas; litiasis renal y cálculos cuando el sistema urinario está afectado, etc.

Las toxinas resultan perjudiciales para la salud porque congestionan los órganos y envenenan las células y, al acumularse, dan lugar a un entorno propicio para el desarrollo de microbios que, a su vez, pueden causar complicaciones. Ejemplos de «toxinas» serían el colesterol, el ácido úrico o los residuos cristaloides o coloidales, pero también los aditivos alimentarios y fármacos (calmantes, somníferos, abuso de antibióticos…) o los productos de tratamiento de cultivos (herbicidas, fungicidas, insecticidas y química de síntesis).

El gran médico inglés Thomas Sydenham ya resumía en el siglo XVI el proceso de la enfermedad de esta manera: «Las enfermedades no son otra cosa que los esfuerzos de la naturaleza que, para conservar al enfermo, trabaja con todas sus fuerzas para eliminar la materia mórbida». Se diga como se diga, la enfermedad es reconocida como un fenómeno provocado, principalmente, por un ensuciamiento del organismo que, a su vez, causa trastornos; un estado de mal funcionamiento de los órganos provocado por la presencia de sustancias indeseables, de ahí que debamos ver la enfermedad como una amiga y al tratamiento como una ayuda a un cuerpo que está en dificultades.

Estimular el organismo

No es posible librar al cuerpo de las toxinas destruyéndolas, ya que simplemente se romperían en partículas más pequeñas y el terreno no estaría más limpio. Lo que se debe hacer es desembarazarse de ellas ayudando al organismo a «hacer limpieza».

El cuerpo ya está equipado con órganos especializados en extraer los residuos de la sangre y la linfa (hígado, intestinos, riñones, piel y vías respiratorias), por lo que la base de la terapia consistiría en ayudar en esta eliminación, ya sea con plantas medicinales (absorbiendo el jugo o ingiriendo alimentos con virtudes desintoxicantes), dietas, estimulación de zonas reflejas, masajes, lavados intestinales o hidroterapia, por ejemplo. El drenaje se caracteriza por un aumento de la eliminación de residuos por los emuntorios, que debe ser visible por quien experimenta la cura: las materias eliminadas por los intestinos son más abundantes o la evacuación más regular; la orina aumenta de volumen y adquiere un color más oscuro por la mayor concentración de toxinas; la piel suda más abundantemente, y las vías respiratorias se liberan de los residuos coloidales que las obturan. A esta eliminación de residuos corresponde una disminución de la concentración de toxinas en los tejidos; el terreno vuelve a estar limpio y, por consiguiente, el estado general mejora y los trastornos mórbidos van disminuyendo hasta desaparecer. Las posibilidades de curación dependen de la amplitud de los daños causados a los órganos por los residuos y también de su capacidad de regeneración, pero el principio de la desintoxicación sigue siendo válido y no se ve alterado por añadir cuidados específicos y locales al tratamiento.

Lo más lógico

Si los drenajes de las toxinas no fueran la respuesta lógica a la naturaleza de las enfermedades, ¿cómo explicar el hecho de que, en un mismo enfermo, un tratamiento único (consistente en un drenaje general de las toxinas) pueda producir la desaparición de todos los trastornos?

Los emuntorios son todos los órganos, glándulas, conductos y tejidos que se encargan de filtrar el circuito y luego expulsar al exterior del cuerpo todo aquello que puede resultar tóxico para la vida de las células. Algunas cifras pueden hacernos comprender la importancia de estos órganos y las consecuencias de un funcionamiento insuficiente de los mismos. Los riñones deberían eliminar de 25 a 30 gramos de urea en 24 horas; si sólo eliminan 20 gramos, significa una retención de 5 gramos al día, es decir, 150 gramos al mes. Y si eliminan 12 gramos de sal en 24 horas, en lugar de los 15 gramos o más absorbidos al día con la alimentación, se produce una retención de 3 gramos al día, es decir, 90 gramos al mes.

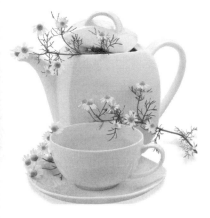

Aunque los residuos pueden eliminarse por diversas puertas de salida, siguen acumulándose en los tejidos; veamos por ejemplo lo que ocurre durante la diálisis. En una diálisis de la sangre que se realiza durante 24 horas (en que toda la sangre se extrae del organismo, pasa a través de un filtro que fija la urea y se reintroduce después por una vena), se llegan a depurar de 300 a 400 gramos de urea, cuando la presencia de unos pocos gramos (2 g por litro de sangre) ya se considera mortal. Estos 300 o 400 gramos de urea, evidentemente, no estaban almacenados en la sangre pero, al no poder salir por los emuntorios, fueron rechazados a las profundidades tisulares, contribuyendo así al ensuciamiento del terreno.

Una salida normal

Los criterios de buen funcionamiento son estos: los intestinos deberían vaciarse una vez al día y las heces deberían estar bien formadas, pero no duras ni nauseabundas. La velocidad de tránsito de los alimentos a través de los intestinos también es importante: los alimentos deberían abandonar el cuerpo de 24 a 36 horas después de su consumo. Las heces duras y secas, malolientes y difíciles de expulsar, eliminadas cada dos o tres días o más, son signos de mala eliminación intestinal y, por tanto, de intoxicación del cuerpo a partir de los intestinos.

Los riñones eliminan alrededor de 1,3 litros de orina al día, la cual debería contener cierto número de residuos que sólo se pueden detectar mediante un análisis, pero que dan lugar al color amarillo y al olor típico. Por consiguiente, una orina demasiado clara, sin color ni olor, o demasiado escasa denota una insuficiencia renal. La orina muy cargada indica una intensa eliminación, ¡pero también una fuerte intoxicación!

Por otro lado, las vías respiratorias son una vía de eliminación de residuos gaseosos (CO_2), por lo que no deberían estar obstruidas por residuos sólidos ni fluidos (moco, residuos coloidales).

El mejor tratamiento

La base de un buen tratamiento consiste en limpiar el terreno y no sólo en hacer desaparecer los síntomas. Esta limpieza se hace mediante el drenaje y la desincrustación de las toxinas, aunque en el caso de acumulaciones intensas, los drenajes no siempre bastan y deben emplearse otras maniobras. En efecto, los residuos escondidos en las profundidades tisulares terminan por incrustarse y aumentar de volumen, de ahí que sea necesario desincrustarlos y descomponerlos en partículas más pequeñas, capaces de llegar a la corriente sanguínea y de ahí a los emuntorios naturales de salida.

Este resultado no se obtiene con los medicamentos, sino que es el propio cuerpo el que es capaz de realizarlo durante el ayuno y las dietas rigurosas. Al verse privado del aporte habitual de sustancias nutritivas, el cuerpo utiliza sus reservas, ataca los residuos y degrada los depósitos para obtener lo que le falta. Esta degradación y eliminación de residuos se da gracias a la acción de las enzimas, siendo el resultado una reparación en profundidad del terreno y la curación.

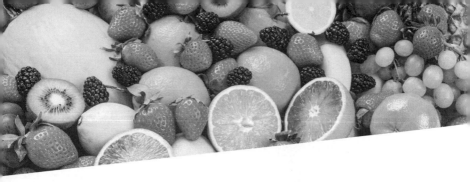

LAS CURAS DE FRUTAS

TU PLAN DETOX PARA CADA ESTACIÓN

Alimentación cruda

Antes de adentrarnos en las curas de frutas, veamos brevemente las ventajas de los alimentos crudos. Algunas etapas del sistema curativo de Johanna Brandt consistían en una alimentación exclusivamente cruda. Así, en la segunda etapa, se hacía una monodieta de uva; en la tercera, el régimen se aumentaba con otros alimentos crudos, como frutas, tomates, cuajada, requesón y yogur; y en la cuarta etapa, llamada «régimen crudo», se incluían nueces, huevos, mantequilla, miel y aceite de oliva. En el sistema Brandt, la quinta etapa (que incluye alimentos cocidos como patatas, cereales, pan, pasta y un poco de pescado) sólo se recomienda para quienes no pueden comer únicamente alimentos crudos.

Hoy día algunos terapeutas consideran la alimentación cruda (crudivorismo) como la mejor forma de alimentación, sobre todo para los enfermos, y han sido reconocidos sobradamente sus efectos beneficiosos. Veamos de cuáles se trata.

Alimentos crudos, alimentos cocidos

La cocción modifica de manera importante la vitalidad del alimento. Si se siembra una semilla de trigo cruda, esta germina, crece y da una espiga de granos, mientras que si se hace lo mismo con una semilla de trigo cocida, no crece absolutamente nada. Durante la cocción, las sustancias nutritivas más valiosas ven alterada su constitución. Así, las vitaminas se destruyen a partir de los 60 °C; las enzimas y las hormonas, entre 40 y 75 °C; el aroma desaparece hacia los 90 °C; los minerales involucionan hacia los 100 °C (es decir, sus características de minerales vivificadas por la planta), etc.

La cocción favorece las mezclas de numerosos alimentos a lo largo de la misma comida o en un mismo plato: salsa con jugo de carne, harina, mantequilla o grasa... o pastas con cereales, fruta, huevos, grasas, azúcar, oleaginosas, miel, requesón... Mezclas cuyos efectos hacen la digestión mucho más laboriosa. Cada alimento que penetra en el tubo digestivo es analizado y se segregan jugos digestivos específicos para digerirlo, por lo que cuanto más numerosos son los alimentos, más órdenes reciben los órganos digestivos (hígado, estómago, páncreas...) en cuanto a las secreciones que deben efectuar y más se contrarrestan mutuamente.

Cuidar la flora intestinal

Algunos jugos digestivos, como los del estómago, sólo son activos en un medio ácido, por lo que si se consumen alimentos que requieren secreciones alcalinas al mismo tiempo, el contenido gástrico se vuelve menos ácido. Los jugos gástricos resultan menos eficaces, según la proporción de ácidos y bases que exista en ese momento, y la digestión se vuelve una tarea pesada. Como resultado, los alimentos se digieren peor, fermentan o se pudren, y aparecen otras complicaciones. Por ejemplo, aumenta la producción de toxinas y venenos, que modifican la flora intestinal y la dañan, al tiempo que agotan el hígado, que debe neutralizarlos al recibirlos. Por ello es tan importante no ingerir a la vez alimentos cuyas digestiones se interfieran, especialmente en el caso de enfermos con insuficiencia digestiva. La cocción también favorece la sobrealimentación, dado que al ablandarse los alimentos, estos pueden tragarse casi sin masticar y en mayor cantidad; también se ensalivan menos y son más difíciles de disolver por parte de los fermentos digestivos. Los alimentos crudos, en cambio, requieren un esfuerzo mucho mayor de masticación y como resultado se come menos cantidad.

Pros y contras de la cocción

La cocción de los alimentos, sin embargo, no sólo tiene desventajas, pues permite un aporte de calor en las personas débiles nada despreciable; disminuye la agresividad de las fibras en quienes sufren de colitis, y favorece la transforma-

DESVENTAJAS DE LA COCCIÓN

- Destruye la vida del alimento.
- Favorece la mezcla de numerosos alimentos.
- Favorece la sobrealimentación.
- Reduce el tiempo de masticación.

VENTAJAS DE LA COCCIÓN

- Aporta energía en forma de calor.
- Disminuye la agresividad de las fibras.
- Mejora la digestión de almidones.
- Permite el consumo de alimentos imposibles de digerir crudos (cereales, patatas...).

VENTAJAS DE LA ALIMENTACIÓN CRUDA

- Respeto por la «vida» de los alimentos (vitaminas).
- Aporte de estimulantes revitalizadores (vitaminas, oligoelementos...).
- Aporte de enzimas.

DESVENTAJAS DE LA ALIMENTACIÓN EXCLUSIVAMENTE CRUDA

- Ausencia de aporte de calor por los alimentos.
- Aporte proteico muy reducido.
- Acidificación por exceso de fruta.
- Irritación de las mucosas intestinales por exceso de fibra.
- Eliminación de alimentos que sólo pueden comerse cocidos (cereales, patatas...).

ción de los almidones en carbohidratos, más fáciles de digerir. También permite al ser humano ampliar su alimentación, enfrentándose mejor a los rigores del clima. Así por ejemplo, comerlo todo crudo en nuestras latitudes, en pleno invierno, no es posible.

Beneficios de la alimentación cruda

Al suprimir el consumo de alimentos que normalmente sólo se comen cocidos, como carne, pescado o pasta, se eliminan

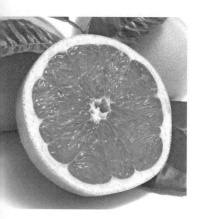

unos grandes productores de residuos en el organismo, que entonces puede dedicar la propia energía vital a otras actividades. Por otra parte, los alimentos crudos son ricos en vitaminas y oligoelementos, que tienen la función de estimular y permitir la actividad de las enzimas de las que dependen todos los procesos vitales. Al comer regular y generosamente alimentos crudos, se consumen grandes cantidades de activadores enzimáticos y, gracias a este aporte, las funciones orgánicas debilitadas a causa de la intoxicación y las carencias se ponen en marcha. Las células se activan para realizar los trabajos interrumpidos o retrasados; los tejidos «respiran» de nuevo; los residuos se queman y eliminan, y el terreno orgánico se purifica y regenera.

Además, los alimentos crudos no sólo aportan activadores enzimáticos, sino también las enzimas de los propios alimentos, lo cual es una ayuda inestimable para un organismo enfermo. El aporte exterior de enzimas por los alimentos crudos aumenta el capital enzimático del enfermo, estimula el metabolismo y los procesos curativos.

Sin embargo, los beneficios que aporta una alimentación cruda no pueden hacernos olvidar que se trata de un régimen terapéutico y que, como tal, no se puede seguir indefinidamente, al menos con nuestro actual ritmo de vida. El frugivorismo devuelve al organismo la vitalidad natural para defenderse de todo tipo de agresiones o enfermedades, pero el aporte de nutrientes como las proteínas se ve muy reducido. Por otra parte, un consumo de fruta exagerado, paradójicamente, puede desmineralizar y acidificar, sobre todo si se prolonga en el tiempo; de ahí la importancia de seguir una dieta equilibrada en que las «curas de frutas» tengan el excelente papel que les corresponde.

En otras palabras, lo que resulta extraordinariamente beneficioso a corto plazo como régimen terapéutico, conviene dosificarse en la alimentación cotidiana. Lo mejor sería, por tanto, que una vez obtenida la curación se combinara la alimentación cocida con un generoso consumo de alimentos crudos.

CURAS DE CÍTRICOS

En pleno invierno, cuando aparecen los resfriados y gripes, la naturaleza nos brinda un regalo maravilloso: los cítricos. Naranjas, pomelos, mandarinas, limas y limones aparecen cuando más los necesitamos, reforzando nuestro sistema inmunitario, y tanto su poder alimenticio como las «curas» que podemos realizar con algunos de ellos son bien conocidos en países productores como el nuestro.

Recuerdo histórico

En los árboles «agrios» de la familia de las rutáceas está el origen de la mayoría de cítricos que conocemos: el naranjo dulce, que produce la naranja clásica; el mandarino; el pomelo; el naranjo agrio, con el que solemos decorar patios y jardines; el limonero y el limonero dulce; el limero, que nos ofrece la lima, y árboles como el cidro, el kumquat, el pampelmusa, el papeda, el bergamoto (del que se extraen esencias) y el ugli, además de algunos híbridos.

Los cítricos proceden de las regiones tropicales de Asia y se difundieron en Europa con las expediciones de Alejandro Magno, las Cruzadas y la apertura de la ruta de la seda. El primer árbol del tipo agrio que conocieron los europeos fue el denominado «cidro», del que procede la palabra «cítrico», mientras que la primera especie que se implantó en el Mediterráneo fue el naranjo y el último el mandarino, desconocido hasta 1810.

El cultivo en la Península

En España el cultivo se inició en Andalucía y después pasó a la huerta murciana y Valencia. En la segunda mitad del siglo xx, a raíz de la prosperidad económica de Europa y el descubrimiento de la importancia de la vitamina C, los cítricos se convirtieron en uno de los grandes cultivos de exportación de España, que en la actualidad sigue siendo uno de los primeros productores de cítricos del mundo. Los principales mercados internacionales de frutas, en Frankfurt, París y Londres, se nutren básicamente de los cítricos españoles, si bien con una presencia creciente de naranjas marroquíes y de Israel.

Naranjas para la salud

La naranja es mineralizante, desintoxicante y ligeramente alcalinizante de la sangre; alimenticia por su alto contenido en glúcidos, y un alimento-medicamento de primer orden en forma de zumo.

Antioxidantes. Hoy día sabemos que la naranja (sobre todo su cáscara, si es de cultivo ecológico) contiene más de 60 flavonoides y 170 fitonutrientes distintos. Los flavonoides son esenciales, entre otras muchas cosas, para una buena asimilación de la vitamina C, el valioso antioxidante tan abundante en los cítricos. Asimismo, es una buena fuente de otras vitaminas, como la vitamina A, vitaminas del grupo B, aminoácidos, betacaroteno, pectina, potasio, ácido fólico, yodo, fósforo, sodio, zinc, cloro, manganesoe, incluso, hierro y calcio.

Zumo de naranja y limón. Recordemos que en caso de enfermedades infecciosas, el zumo de naranja es un excelente antitóxico y diurético, y que gracias a su alto contenido en vitamina C aumenta las defensas del organismo al cabo de 12 horas.

Fiebre. También posee una ligera propiedad laxante que lo hace muy adecuado cuando aumenta la fiebre, siendo uno de los motivos por los que se recomienda el zumo de naranja contra afecciones gripales y resfriados en general. En vez de tomar antibióticos (que en estos casos sirven de poco), lo más eficaz es un ligero ayuno (no comer nada sólido), una aplicación de hidroterapia (compresa o envoltura de tronco) con el estómago vacío y tomar el zumo de varias naranjas al día.

Trastornos intestinales. Las naranjas son eficaces en caso de trastornos intestinales; especialmente en dispepsias intestinales agudas y en enteritis de carácter agudo. También son muy útiles en las colitis crónicas y en casos de estreñimiento, donde es recomendable introducir en la dieta varias naranjas que además, con su acidez, impedirán la putrefacción de las heces intestinales.

Estas propiedades se basan en la virtud antitóxica y emoliente (ablanda inflamaciones y forúnculos) de su zumo, pero la dieta de naranja también está indicada en casos de gastritis y atonías gástricas. En las enfermedades del hígado y de las vías biliares la naranja y su zumo son también un colagogo muy eficaz.

En cuanto a las enfermedades del metabolismo, la naranja tiene un gran valor en caso de dolencias como artritis, reumatismo, gota o artrosis. El consumo de este cítrico en el desayuno o a media mañana es una buena costumbre que incide directamente en la alcalinización de la sangre, arrastrando productos de desecho acumulados en el interior de la masa muscular y en las articulaciones. También se recomienda en la litiasis renal, por su acción diurética y alcalinizante.

Hay que tener en cuenta, de todas formas, que algunas curas de frutas clásicas naturistas pueden hacerse un tanto pesadas de seguir. Si bien no es el caso de la cura de uvas o la cura de primavera con fresas y fresones, los cítricos pueden presentar algunas incomodidades (digestibilidad o combinaciones a veces incompatibles con otros alimentos), por lo que proponemos dos modelos de cura: el primero («cura básica de naranjas») es fácil de seguir y de integrar en el ritmo de vida actual, mientras que el segundo («cura naturista de cítricos») está dirigido a personas ya entrenadas en ayunos y otras terapias naturistas tradicionales.

1. CURA BÁSICA DE NARANJAS

Esta cura, tan adecuada en caso de tristeza y astenia, es un tanto difícil de seguir debido al sabor ácido de la fruta. Su duración recomendada puede ser de uno a dos días, evitándola las personas con el hígado delicado. Lo ideal es iniciar la cura con cuatro naranjas por la mañana y haber acabado el día con doce, interrumpiéndola en caso de malestar.

• Para llevar mejor la cura puede acompañarse durante el día de infusiones con diente de león y por la noche de flor de azahar y tila.
• Una vez terminada cualquiera de estas curas, dedicaremos dos o tres días a la introducción de los alimentos que forman parte de nuestra dieta habitual.
• El primer día introduciremos vegetales, raíces y frutas, crudas o cocinadas, de la misma manera que se hizo en los días previos a la cura. No abusar de la sal, beber abundante líquido, masticar bien y descansar las horas necesarias.

ALGUNAS IDEAS DE PREPARACIÓN:
- Ensalada de naranja con estragón y aceite de oliva.
- Jugo de naranja y mandarina, con dátiles.
- Batido de naranja con aguacate y miel.
- Macedonia de naranjas y mandarinas con sésamo y miel.
- Batido de naranja, limón y lima, rebajado con agua o hielo.
- Batido de naranja, piña y agua de flor de naranjo.
- Zumo de naranja y pomelo.

• Los siguientes días iremos incorporando, paulatinamente, cereales, legumbres y alimentos de origen animal (si es que se toman), aprovechando para iniciar así un nuevo ciclo alimentario más respetuoso con la persona y el entorno.

2. CURA NATURISTA DE CÍTRICOS

Es recomendable llevar a cabo esta cura (que no monodieta) en invierno, en el momento de la cosecha de las naranjas. Su objetivo es una depuración general con fines

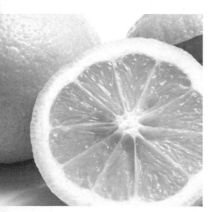

higiénicos y sus beneficios se centran en la expulsión de toxinas y la alcalinización de la sangre (reducir su acidez). Se trata de un excelente medio para evitar gripes y resfriados, gracias a la vitamina C, y también ayuda a reducir peso siempre que al mismo tiempo comamos poca fécula (pastas, arroces y patatas). La cura tendrá una duración de dos meses como máximo y se iniciará bajo la siguiente pauta:

• **En ayunas al levantarse:** Durante el primer mes el zumo de dos naranjas y en el segundo mes aumentaremos a tres. Durante el desayuno sustituiremos cualquier clase de líquido por zumo de naranja.

• **En la comida:** Media hora antes de comer tomaremos el zumo de dos naranjas. Durante la comida sustituiremos cualquier clase de líquido (gaseosa, cerveza, vino, agua) por zumo de naranja natural.

• **En la cena:** Media hora antes de cenar tomaremos el zumo de dos naranjas acompañado de un plato de frutas y un yogur. El 80% de las frutas del tiempo serán naranjas y mandarinas. Un plato exquisito en invierno son las naranjas cortadas a lonchas cubiertas con una miel de confianza. Así que, como mínimo, tomaremos tres o cuatro naranjas en la cena.

Recomendaciones
• Nunca comeremos las naranjas al término de una comida, pues resultan indigestas. En realidad, toda la fruta debe tomarse como entrante o fuera de los menús.

• El zumo de naranja «natural» que encontramos en las tiendas siempre será de inferior calidad al zumo de naranja recién exprimido. El mayor problema de los zumos comerciales envasados es que, forzosamente, se han destruido vitaminas y enzimas.

• Las naranjas convencionales presentan residuos químicos, por lo que lo ideal es adquirir naranjas biológicas en tiendas de productos biológicos.

Mandarina terapéutica
La mandarina es más alimenticia y «menos curativa» (si se puede decir así) que la naranja por su alta cantidad de azúcares, razón por la que se recomienda su zumo en caso de convalecencia y recuperación de enfermedades. También es rica en vitamina C y en zumo resulta muy adecuada para prevenir gripes y resfriados en los niños.

El poder curativo del limón
• **¿Alcalinizante?** El limón es un auténtico tesoro para la salud. En zumo es un alimento refrescante, remineralizante y alcalinizante, algo que puede sorprender porque, aunque exteriormente es un ácido orgánico, en el medio interno favorece la formación de ciertas sales que neutralizan el exceso de acidez humoral; igualmente el limón neutraliza también la hiperacidez gastrointestinal.

• **Las defensas del organismo.** Son notorias también sus cualidades bactericidas y antisépticas, por lo que se le considera un gran potenciador del sistema inmunitario, no sólo por su contenido en vitamina C, sino por las propiedades del ácido cítrico y los oligoelementos que contiene.

EL LIMÓN

Las curas clásicas de limón se harán bajo el control de un profesional naturista de la salud, aunque de todas formas, en invierno podemos tomar cantidades reducidas de zumo de limón para prevenir la gripe y enfermedades reumáticas.

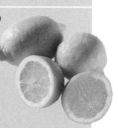

- Por la mañana, en ayunas, se empezará con el zumo de medio limón junto con dos naranjas.
- Al cabo de una semana aumentaremos al zumo de un limón entero con las naranjas.
- Al cabo de otra semana aumentaremos al zumo de un pomelo junto con una naranja.
- En la cuarta semana aumentaremos al zumo de dos pomelos con dos naranjas.
- Al mes finalizaremos la cura.

Recomendaciones
- Podemos sustituir el vinagre convencional de las ensaladas por el zumo de un limón; la escarola en especial resulta así mucho más agradable al paladar.
- Es interesante tomar el limón junto con la naranja con una pajita, para evitar el contacto directo del ácido cítrico con el esmalte dental.
- El pomelo, que tiene un contenido de ácido cítrico más bajo que el limón, puede utilizarse para diluir la fortaleza del primero; también naranjas y mandarinas son adecuadas para diluir la aspereza del limón.
- En las tomas de limón es fundamental que la fruta esté madura, rechazando para la cura los que estén verdes o mal madurados, sin fragancia. La mejor variedad es la «primofiori» madura.

• **Benefactor de la sangre.** Uno de los principales efectos del limón se ejerce sobre la sangre, ya que disminuye la hiperviscosidad y actúa favorablemente sobre la hipertensión arterial. El zumo de limón presenta, asimismo, un gran poder cicatrizante en las heridas; potencia la secreción de jugos digestivos, y estimula el hígado, al tiempo que actúa como tranquilizador del sistema nervioso.

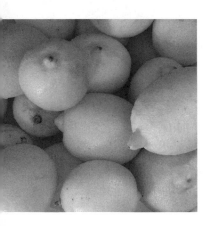

Las tomas de zumo de limón, bien dosificadas, pueden beneficiar en caso de gripe, pero también en enfermedades más graves, como difteria, o en otras de carácter dermatológico (como herpes) o venéreo (sífilis, blenorragias). También, en caso de anemia, hipertensión, varices, flebitis, hemorroides, recuperación de angina de pecho o infarto de miocardio. Al reducir la viscosidad sanguínea, el limón contribuye a la mejora de la circulación global y sobre todo capilar, con lo que el corazón es tonificado.

Gracias a las propiedades del ácido cítrico y de la vitamina C, esta fruta ayuda al organismo a mantener a punto su sistema inmunitario.

Una maravilla para la salud

La metabolización del ácido cítrico en la sangre, provoca que este «limpie», como si de un deshollinador se tratase, las venas y arterias de depósitos de colesterol y otras sustancias tóxicas.

Si se trata de estados reumáticos y gotosos, así como en la artrosis, el limón tiene bastante que decir ya que, al igual que la naranja, deshace los depósitos de ácido úrico y tonifica las articulaciones.

También se han realizado experiencias positivas en casos de cáncer con tomas de zumo de limón. Su acción alcalinizante sobre la sangre ayuda a que esta penetre más fácilmente en las células cancerosas y a la detención de los tumores si el paciente sigue una dieta cruda y vegetariana global, con los alimentos favorables que han sido descubiertos por la ciencia en los últimos años.

• **Sistema respiratorio.** El limón ha tenido también buena fama en las enfermedades del aparato respiratorio; por ejemplo en el asma y la bronquitis crónica, pero también en amigdalitis y sinusitis (en este caso, el cítrico se aplica externa e internamente). La acción alcalinizante del limón despeja y «limpia» los alvéolos pulmonares.

Finalmente, el limón también se ha utilizado en enfermedades gastrointestinales: en los casos de hiperacidez gástrica y úlceras gastroduodenales, dispepsias, aerofagia e insuficiencias hepáticas. No olvidemos tampoco que algunos pacientes lo han utilizado en enfermedades del sistema renal, atribuyéndole un poder disolvente de cálculos renales.

• **Precauciones.** El zumo de limón tiene grandes propiedades higiénicas y curativas, pero su uso no puede ser arbitrario ni es del todo inofensivo, como podrían serlo las naranjas. Las tomas se deben hacer en función del peso y las características del paciente, por lo que no debemos practicar una cura de limón sin el consejo de un buen médico naturista. Insistimos en que el limón destruye el esmalte dental, por lo que deberá beberse con una pajita.

El hecho de que el limón sea un ácido no implica que sea de carácter ácido dentro del organismo. El ácido cítrico se desintegra en anhídrico carbónico y agua, se combina con los iones alcalinos de la sangre (potasio, sodio, etc.) y se forman carbonatos, de ahí que pueda considerarse alcalinizante. Pero si las tomas de limón son exageradas y no adecuadas al peso del paciente, o si este tiene una capacidad metabólica disminuida, gran parte del ácido cítrico no podrá transformarse. Entonces, ante un medio demasiado ácido, el organismo necesitará neutralizarlo con alguna base y podrá producirse una desmineralización, con el consiguiente arrastre de calcio en dientes y huesos.

3. CURA DE FRESAS

En primavera, un estímulo para el cuerpo

Tras el invierno, las flores de cerezos, nísperos y fresones se transforman rápidamente en deliciosos frutos de excelentes virtudes depurativas. Durante la fría estación, la falta de ejercicio, el escaso contacto con los agentes físicos naturales (como sol, agua o aire), y una alimentación basada en alimentos concentrados y grasos suele favorecer el acúmulo de tóxicos en la sangre y los tejidos orgánicos.

Este leve pero no despreciable «intoxicación» de nuestro organismo, se manifiesta de formas diversas. No son poco frecuentes los signos de cansancio y abatimiento general, como tampoco lo son las hemorragias, erupciones y dolores de diversa índole que aparecen en esta renovación primaveral.

Al despertar de la Naturaleza se le une una activa reorganización del organismo y una estimulación de todas sus funciones orgánicas, mecanismos primordiales que provocarán la manifestación de los signos que acabamos de mencionar.

Las depurativas «curas detox»

Estas curas depurativas nos hablan sobre todo de un cambio de alimentación. Podemos favorecer la modificación de la dieta con ejercicio físico, baños de sol y de aire, e hidroterapia sencilla: fricciones de agua fría al levantarnos sobre toda la piel, que ha permanecido largo tiempo «a oscuras», abrigada bajo ropas gruesas.

Los alimentos más utilizados en las curas de primavera son las frutas de la estación (principalmente fresas, nísperos y cerezas) y las plantas silvestres, aunque pueden darse unos efectos más o menos intensos, según sea la severidad del régimen. Las condiciones imprescindibles que se imponen son la renuncia al alcohol, tabaco, carne, cacao, té y café.

Alimentos más utilizados

La cura de primavera más eficaz es la que se compone exclusivamente de frutas. Lo ideal es utilizar una única fruta, que se elegirá atendiendo a las necesidades de la persona, y que se comerá de tres a cuatro veces al día, en cantidad suficiente como para saciar el apetito. Lo más habitual es que la cura dure de una a dos semanas.

Los efectos generales de esta alimentación exclusiva de frutas son la eliminación de ácido úrico y demás tóxicos orgánicos, acumulados estos últimos sobre todo en el hígado, y eliminados todos ellos con la orina, que adopta un color oscuro. El abundante aporte de sales minerales y vitaminas produce un aumento de las defensas orgánicas frente a la enfermedad. También la evacuación intestinal se ve favorecida por el residuo de las frutas (celulosa no digerible), que arrastra los materiales de desecho acumulados en el intestino grueso.

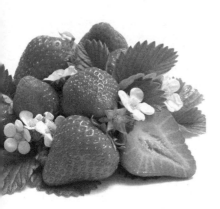

Una alimentación cruda produce efectos similares al de la dieta de frutas, y consiste en tomar fruta como desayuno y cena, y verduras y hortalizas crudas al mediodía. Una variante más moderada es añadir a la comida pan o patatas con piel, o bien ingerir exclusivamente frutas por la mañana y por la tarde, y al mediodía platos cocinados con verduras y hortalizas. Pero si esto parece demasiado severo, pueden precederse el desayuno y la comida de abundante fruta, y que sea precisamente la fruta el componente esencial de la cena (por ejemplo, una macedonia de frutas con un yogur).

Cura de fresas en primavera

La fresa es la fruta más empleada en las curas de primavera. Los efectos que se desprenden de su variada composición la hacen muy útil en diversas enfermedades, como artritis, reumatismo. diabetes, avitaminosis, estreñimiento. anemia y afecciones hepático-biliares.

Su gran contenido en vitamina C le confiere un valor especial frente a las avitaminosis que pueden presentarse al finalizar

---

TAMBIÉN CON PLANTAS MEDICINALES

Las plantas medicinales también se utilizan en las curas depurativas, siendo las más empleadas diente de león, llantén, milenrama, ortiga, achicoria, berro y acedera. Estas plantas silvestres de acción altamente depurativa pueden utilizarse tal cual, en ensaladas, o bien triturándolas y extrayéndoles su jugo, del que se tomarán varias cucharadas al día antes de las comidas.

La adición de tisanas de plantas medicinales también puede resultar beneficiosa. No hay herboristería que no tenga una tisana o «té de hierbas» purificador de la sangre. Normalmente se compone de múltiples plantas y, a modo de ejemplo, aquí ofrecemos el compuesto por 10 g de hojas de menta, 10 g de trinitaria, 5 g de ajenjo y 5 g de centaura menor por medio litro de agua. De esta infusión se tomará una tacita por la mañana en ayunas y otra por la noche antes de acostarse. Es un tanto amarga, pero a pesar de ello no hay que endulzarla (si el amargor fuera excesivo, podría reducirse la cantidad de ajenjo).

---

el invierno, debido al menor consumo de frutas y hortalizas frescas. Por suerte, en nuestro país contamos con naranjas y limones, cítricos que nos aportan vitamina C junto a otros valiosos nutrientes.

Se ha recomendado el consumo de la fresa a los anémicos por su estimable cantidad de hierro y yodo. La presencia de calcio en este fruto también es considerable, atribuyéndosele virtudes remineralizantes.

Un gran alcalinizante

Un kilo de fresas tiene el mismo poder alcalinizante que 9 g de sosa. Esta virtud, derivada del ácido salicílico que posee, favorecerá inmensamente a aquellas personas que presenten exceso de ácido úrico como son los artríticos, reumáticos y gotosos.

Es ligeramente diurética y sus semillas mejoran las evacuaciones intestinales. Su afluencia sobre hígado y riñón es considerable al colaborar activamente en la eliminación de sustancias tóxicas acumuladas en estos órganos e, incluso, disolviendo cálculos renales y biliares.

Se hace aconsejable a los diabéticos por su bajo contenido en azúcares, siendo el más abundante la levulosa o azúcar invertido (de fácil asimilación).

Monodieta

La cura de fresas completa consiste en comerlas tres o cuatro veces al día sin ingerir ningún otro alimento. Otra forma de llevar a cabo una cura de fresas es tomarlas para desayunar y cenar, estando la comida de mediodía compuesta por otros vegetales crudos y cocidos.

Las fresas pueden ser mal toleradas por personas de aparato digestivo débil o incluso producir alergia; para comprobarlo es necesario tomarlas solas y no como postre de una comida copiosa.

Para no hacer tan monótona esta cura, las fresas pueden acompañarse de zumo de naranja, mosto de uva o un poco de yogur o kéfir. Por el contrario, se desaconseja mezclar las fresas con bebidas alcohólicas y nata, pues los beneficios de esta cura derivan tanto de comer fresas en cantidades importantes como de «no comer» todo aquello que normalmente se ingiere con ellas.

Una cura de fresas más o menos prolongada, y más o menos estricta, nos conviene a todos al llegar la primavera, pero especialmente a reumáticos y gotosos. La Historia nos narra cómo el botánico Linneo y otros personajes célebres se curaban de esta enfermedad dándose «atracones» de fresas.

«Más suela, menos cazuela»

Desde siempre, el sentido de las curas naturistas y vegetarianas no ha sido otro que favorecer la eliminación de dichos depósitos por las vías naturales: sudor, orina y heces. Son, por tanto, ideales para recuperar el vigor perdido, hacer una buena depuración del organismo y darle un respiro a nuestros principales órganos para retomar, después, una alimentación más saludable.

Ante todo, es importante que las personas propensas a la producción de cálculos tomen las siguientes precauciones: los días previos y posteriores a la cura, deben beber una tisana de plantas depurativas y, en el caso de personas con un alto consumo de alimentos grasos, deben iniciar una cura con agua sulfurada de fuente termal, siguiendo los consejos concretos para dicha cura. De la misma manera que todos aquellos aquejados de enfermedades crónicas, deben consultar a su médico para que valore la conveniencia de iniciar una cura.

El comienzo de cualquier cura pasa, en primer lugar, por modificar la dieta dos días antes. Durante estos días previos las fuentes de alimentación van a ser (en crudo o cocinado):

• **Raíces:** Zanahoria, nabo, remolacha…
• **Vegetales de hoja:** Col, lechuga, espinaca, acelga, berro, escarola, hojas de nabo, perejil…
• **Frutas:** Fresas, nísperos, limones, manzanas, naranjas, cerezas…

Todo ello enriquecido con germinados y con un mínimo consumo de sal. Transcurridos los dos días de este primer cambio de alimentación, procederemos a la cura con frutas de temporada. Estas curas estacionales conviene realizarlas durante pocos días (entre 1 y 3), siendo en total: 2 días de entrada a la cura + 1, 2 o 3 días de cura + 2 días de salida de la cura.

No debe sentirse hambre, por lo que hay que comer con más frecuencia. Si se siente necesidad de algo caliente, se pueden tomar unas tazas de caldo vegetal, sin sal y aderezado con un buen aceite de oliva virgen (Ingredientes del caldo vegetal: ajo tierno, puerro, acelga, hinojo calabacín y un poquito de zumo de limón). Cuanto más dure la cura, más conveniente es la ayuda de un buen quiromasaje, aplicaciones de hidroterapia, cataplasmas de arcilla, etc. En definitiva, los días de cura han de ser días gozosos, en los que nos sintamos felices y satisfechos con lo que estamos haciendo. No debe ser un esfuerzo, sino un placer, por lo que sería ideal realizarlos en compañía de otras personas en la misma situación y con las que poder charlar, pasear, disfrutar de la naturaleza o de la música... A ser posible también, en un lugar que nos despierte sensaciones agradables y nos permita descansar.

CUATRO MODELOS DE CURAS DE FRUTAS

Cura de cereza combinada con naranja y níspero
Mejora la calidad de los vasos sanguíneos

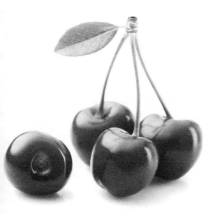

• Nuestros cerezos son árboles longevos que nos dan su fruto hasta finales de junio. La cereza está lista para tomar, como dice el refrán: «Cuando el pájaro la pica es cuando la cereza esta rica».

• La cura se inicia por la mañana con la toma de una cucharada de aceite de oliva extra virgen (abstenerse litiásicos biliares), y en el transcurso del día se tomarán hasta un kilo y medio de cerezas. Algunas ideas para prepararlas:

•Macedonia de cerezas y naranjas.

• Macedonia de cereza, naranja, níspero y miel.

• Macedonia de cerezas y nísperos.

• Macedonia de cerezas y nueces.

• Podemos acompañar esta cura con infusiones que la hagan más llevadera, como por ejemplo, ortiga verde, hibisco o malva.

Cura de manzanas
Mejora la diuresis y las digestiones

• La toma diaria de manzana, durante la cura, va de medio kilo al día a kilo y medio. Se aconseja pelar la mayoría, dejando algunas sin pelar si son ecológicas.

• Todas las manzanas, excepto las que se emplean para elaborar la sidra, son aptas para la cura. La manzana, al ser una fruta con muchas variedades, resulta apta para todos los paladares. La pérdida de variedades autóctonas de manzana hace más difícil encontrar la más adecuada para cada momento; por suerte hay personas preocupadas por recuperar esa biodiversidad.

• También son recomendables los orejones de manzana o la manzana deshidratada, que en su momento fue la gran solución de los marinos escandinavos contra el escorbuto, así que con ellas obtendremos un buen aporte vitamínico.

• Podemos añadir otras frutas a partir del segundo día de la cura (si se quiere prolongar algo más) y acompañarla con infusiones de diente de león, menta o tila durante el día, y flor de azahar con algo de melisa por la noche.

ALGUNAS IDEAS PARA TOMARLAS:

- Manzanas al horno espolvoreadas con canela.
- Manzana rallada con canela, miel y papilla de aguacate.
- Licuados de manzana acompañados de media cucharadita de piel rallada de limón ecológico.
- Zumo de manzana, zanahoria y remolacha.
- Zumo de manzana y ruibarbo.

Cura de fresas 2
Alivia los dolores articulares
• Consumo medio: De 1 kg a 1,5 kg de fresas por día.
• Duración de la cura: De 2 a 3 días.
• Podemos combinar las fresas y fresones con otras frutillas del bosque, como frambuesas, grosellas y arándanos; siempre que sea posible, de cultivo ecológico.
• Durante el día podemos acompañar la cura con infusiones de manzanilla, ortiga verde o malvavisco.

ALGUNAS IDEAS PARA TOMARLAS:
- Batido de fresas y uva.
- Zumo de fresas y naranjas.
- Fresas enteras mezcladas con papilla de plátano, aguacate y miel.
- Puré de fresa con naranja y miel.
- Fresas con nísperos y dátiles.
- Batido de fresas, frambuesas y piña.
- Batido de fresas, frambuesas, piña, lima y jengibre.
- Batido de fresas, grosella, pomelo, frambuesas y una pizca de cardamomo.

• Cuando se consumen fresas, las urticarias son más improbables si se comen con frugalidad y evitando unirlas a otros alimentos poco saludables. Sin embargo, los alérgicos a las fresas deben evitarlas por completo.

Cura de naranjas 2

• Esta cura es, quizás, una de las más difíciles de llevar a cabo por el sabor ácido de la fruta. Su duración sería de uno a dos días, aunque las personas con el hígado delicado no deberían seguirla. Es recomendable iniciarla con cuatro naranjas por la mañana y, en caso de malestar, suspenderla.

• La media del consumo de naranjas es de doce al día.

ALGUNAS IDEAS PARA TOMARLAS:
- Ensalada de naranja con estragón y aceite de oliva.
- Jugo de naranja y mandarina con dátiles.
- Batido de naranja con aguacate y miel.
- Macedonia de naranjas y mandarinas con sésamo y miel.
- Batido de naranja, limón y lima, rebajado con agua.
- Batido de naranja, piña y agua de flor de naranjo.
- Zumo de naranja y pomelo.

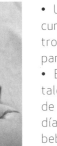

• Para llevar mejor la cura puede acompañarse durante el día de infusiones con diente de león y por la noche de flor de azahar y tila.

• Una vez terminada cualquiera de estas curas, dedicaremos dos o tres días a la introducción de los alimentos que formarán parte de nuestra dieta habitual.

• El primer día introduciremos los vegetales, raíces y frutas, crudos o cocinados, de la misma manera que se hizo en los días previos a la cura. No abusar de la sal, beber abundante líquido, masticar bien y descansar las horas necesarias.

• Los siguientes días iremos incorporando, paulatinamente, los cereales, las legumbres y los alimentos de origen animal (si es que se toman), aprovechando para iniciar así un nuevo ciclo alimentario más respetuoso con la persona y entorno.

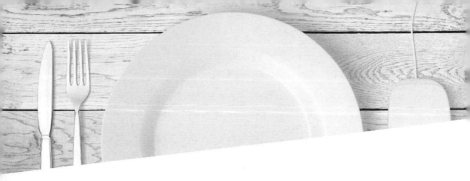

EL AYUNO

«Todo lo que no comes… te hace bien a la salud».
(REFRANERO POPULAR)

Una costumbre saludable, un medicamento eficaz

Antes de la aparición de las terapias y los fármacos que hoy día conocemos, las personas dejaban instintivamente de comer cuando se sentían enfermas, y hasta que su salud se restablecía por completo.

El ayuno ha sido practicado por grandes pensadores y filósofos, y en la mayoría de grandes religiones. Los practicantes de yoga y los budistas emplean el ayuno estricto como un método regular para depurar el organismo, poniéndolo en práctica en muchos casos un día a la semana.

Desde el punto de vista fisiológico, el ayuno total es un gran depurativo y reconstituyente del organismo. Los órganos digestivos (estómago, intestinos, hígado y riñones) suelen someterse a un arduo trabajo por la ingestión de grandes cantidades de alimentos (generalmente poco apropiados) y el ayuno les proporciona un descanso reparador. Durante este tiempo recurren a sus reservas de energía y se liberan de las células intoxicadas y deterioradas que han acumulado, generando células y tejidos nuevos, más vitales por estar libres de sustancias nocivas. Asimismo, el sistema nervioso se relaja y reconstituye, lo que permite a la mente tonificarse y recuperar lucidez y capacidad de concentración.

Fortalecer las defensas

El ayuno es particularmente efectivo para fortalecer el sistema inmunológico. Numerosos estudios han comprobado que a

COMER MENOS, UNA FÁCIL ALTERNATIVA

Conviene recordar que el ayuno no tiene nada que ver con trastornos alimentarios como la anorexia, ni tampoco con adelgazar, ya que el control del peso corporal es sólo un recurso más dentro de un plan racional de adelgazamiento y reequilibrio. Bien al contrario, el ayuno es la práctica terapéutica natural más antigua que se conoce y sólo requiere seguir unos pasos sencillos y un poco de fuerza de voluntad. Sin embargo, no es lo mismo comer poco o mal que comer menos, ya que comemos demasiado, en especial antes de ir a dormir. Veamos algunas preguntas sobre la conveniencia de comer menos:

¿Viven más años las personas de los países que pasan hambre?
Evidentemente no, pues tienen grandes déficits nutricionales que les ocasionan muchísimos trastornos y enfermedades.

¿Entonces por qué comer menos aumenta la esperanza de vida?
Limitar la ingesta calórica suele mejorar la longevidad de las personas. Hasta la fecha, todos los experimentos realizados en animales han tenido resultados sorprendentes, ya que al limitarles la comida y darles sólo el 60% de las calorías habituales, su longevidad aumentó entre un 20 y un 40%.

¿Cuál es la posible explicación?
Hay varios factores que influyen, como el peso. Para reducir el peso se eliminan todas las grasas saturadas y el exceso de almidones, lo que mejora los niveles de glucosa y colesterol. Al reducir el peso corporal el organismo también trabaja de un modo más eficiente y el metabolismo se ve beneficiado. El corazón moviliza una sangre más limpia y cumple su función con menos esfuerzo. Y, evidentemente, disminuye la obesidad y las enfermedades cardiovasculares, que son una de las principales causas de mortalidad en el llamado «primer mundo».

¿Hay algún otro secreto?

Si hay un aspecto clave en que comer menos aumente la esperanza de vida está en la variedad y calidad de los alimentos que escojamos. Comer poco y mal nos lleva a la inanición y a la enfermedad, pero comer un poco menos y de mejor calidad nos lleva a disfrutar de una mejor salud. La dieta mediterránea, rica en verduras, frutas, legumbres, cereales, pescado y grasas saludables (aceite de oliva) ayuda a reducir nuestra ingesta calórica con un buen aporte de nutrientes.

¿Cómo podemos saber cuánto debemos comer?

El médico o especialista en nutrición es quien debe indicar a la persona (según su constitución física, actividad laboral, clima, etc.) cuál es el aporte calórico que necesita.

¿Hay otros factores que influyen en la longevidad?

Comer menos aumenta la esperanza de vida en quienes siguen una dieta equilibrada, pero no es menos cierto que la asistencia sanitaria, la constitución física, la herencia biológica, los hábitos de salud, la actividad física y la actitud ante la vida son aspectos igual de importantes.

¿Qué me conviene más, una cura depurativa de desintoxicación o un ayuno?

La cura de desintoxicación es una modalidad de ayuno menos restrictiva. Se trata de una dieta curativa de eliminación a base de zumos de frutas y/o verduras por tiempo limitado. Es una de las mejores formas de limpiar el organismo, que recibe nutrientes en proporción suficiente para que ningún tejido u órgano vital corra peligro, y el método más eficaz e inocuo para reducir peso corporal y eliminar residuos, además de que mejora el aspecto general y la piel gana tersura. Se diferencia, por tanto, del ayuno estricto, que es la abstinencia de toda comida y bebida (excepto agua) y que requiere contar con reservas suficientes y un buen estado de salud (o ante la duda y por las posibles contraindicaciones, una adecuada supervisión médica y control clínico).

los tres días de haber emprendido un ayuno, los glóbulos blancos aumentan un 25%. El organismo inicia un ciclo de «limpieza automática» y hace uso de todas las vías a su disposición para deshacerse de las toxinas acumuladas; por ejemplo, ante una indisposición estomacal, indigestión o pesadez, saltarse una o dos comidas suele devolver la normalidad al estómago. Contrariamente a lo que se suele creer, las defecaciones no desaparecen cuando se deja de comer. Son menos abundantes, pero el tránsito intestinal continúa realizando su función habitual: evacúa los restos de alimentos acumulados los días anteriores, la mucosidad, las células muertas que proceden de la descamación del intestino y gran cantidad de bacterias. Las glándulas sudoríparas también participan de esta depuración: la cantidad de sudor se reduce, pero adquiere una mayor concentración de sustancias desechables, de ahí su fuerte olor durante el ayuno. Por el contrario, durante los primeros días de ayuno, el volumen de orina aumenta y, más adelante, depende de la cantidad de agua ingerida, por lo que es sumamente importante beber por lo menos dos litros de líquido al día.

Semiayunos

En los últimos años asistimos a una recuperación de este gran recurso terapéutico: el ayuno parcial, consistente en sustituir el agua por zumos de frutas y caldo vegetal. El entusiasmo que despierta en los practicantes (todos se encuentran mejor si siguen todos los pasos) está provocando que muchos lo incorporen a su estilo de vida junto al ejercicio físico. Sin embargo, el ayuno total está contraindicado en caso de diabetes, insuficiencia renal, tuberculosis pulmonar, miopatías graves o extrema delgadez, y tampoco deben practicarlo las embarazadas ni los niños.

Aunque algunos efectos se perciben al poco tiempo de dejar de comer, los verdaderos beneficios se notan a los tres días de ayuno. Hasta entonces el organismo, según el grado de toxicidad que arrastre, mostrará diversas señales del proceso: dolor o pinchazos en la espalda, evacuaciones frecuentes, etc. En general, antes de hacer un ayuno de más de tres días conviene consultar con un terapeuta especializado, y también si se lleva a cabo por primera vez.

Preparación para un día de ayuno

El ayuno que proponemos aquí es muy similar al tradicional: sólo se toma agua, con la excepción de una bebida caliente preparada con limón y miel, que ayuda a prevenir los dolores de cabeza. Aunque aquí indiquemos un día de ayuno, puede ampliarse a dos o tres (para más días, es necesario consultar con un especialista).

Este es el programa depurativo más intenso de los propuestos en el libro. La total abstinencia de alimento proporciona un completo descanso al tracto digestivo y a los demás órganos y tejidos, ofreciéndoles la oportunidad de repararse. Combinado con momentos de relajación, conduce a una renovación total de cuerpo y mente.

La ventaja de una buena cura de uvas es que nos permite mantener la actividad habitual, y que a la vez que alimenta, contribuye enormemente a la «limpieza» del organismo. Pero volvamos al ayuno:

Al ser el tratamiento más exigente, el ayuno precisa cierta preparación psicológica. Si identificamos el ayuno con el hambre, será necesario prepararse de antemano. El éxito del ayuno dependerá de las características físicas y anímicas de la persona, de su entorno (que deberá ser lo más tranquilo posible) y de la época del año (el momento ideal es la primavera y el verano).

Elige con cuidado los días en los que vas a ayunar, pues más que en otras curas, conviene que sean días en los que no tengas ningún compromiso. A medida que se acerquen los días elegidos, reduce el consumo de alimentos pesados y aparca el café, el alcohol, las bebidas gaseosas y el tabaco.

La entrada y salida del ayuno son momentos importantes. Conviene que las dos últimas comidas que hagas antes del ayuno estén compuestas únicamente por frutas y verduras crudas. Y antes de empezar con el ayuno, que reúnas todo lo necesario: cuatro litros de agua mineral, un tarro de miel, ocho limones, plantas medicinales, un cepillo para la piel... Si lo deseas, también algunas velas, aceites esenciales para aromatizar la habitación y usarlos en un baño, y tus libros, revistas, discos o películas favoritos. (Encontrarás más información sobre plantas depurativas e infusiones en el Anexo III). Bebe como mínimo dos litros de agua mineral al día, que puedes combinar con alguna tisana de plantas medicinales.

Algunas plantas medicinales aconsejables:
Aloe vera, anís, boldo, cardo mariano, cayena, diente de león, enebro, eucalipto, hipérico, hinojo, jengibre, manzanilla, menta, orégano, ortiga, perejil, regaliz, romero, salvia, saúco, tomillo... Podemos encontrar plantas más depurativas, o más relajantes, o más tonificantes y energéticas... ¡Hay miles de plantas disponibles!

EJEMPLO DE INFUSIÓN DE DIENTE DE LEÓN

Ingredientes: 10 g de raíz de diente de león, 10 g de hojas de borraja y 1/2 l de agua. Preparación: Vierte los ingredientes en 1/2 l de agua recién hervida, tapa el recipiente y déjalo reposar durante cinco minutos. Filtra la infusión y endúlzala si lo deseas.

Cómo es un día de ayuno

8.00: Despiértate sin prisa, pensando que el día (o días si has decidido prolongar el ayuno) está reservado exclusivamente para ti. Después de levantarte, bebe lentamente 300 ml de agua (algo más de un vaso).

A continuación, cepíllate en seco la piel de todo el cuerpo para estimular el sistema linfático y la circulación sanguínea. Es un punto importante, porque el sudor que tu cuerpo elimine durante este día tendrá una mayor cantidad de sustancias desechables.

9.00: Dúchate o toma un baño. Si te apetece, prueba alguna técnica de hidroterapia. Al terminar, ponte ropa cómoda.

9.30: El desayuno consistirá en una taza de agua mineral con una cucharadita de zumo fresco de limón y otra cucharadita de miel. Mézclalo bien y bébelo a pequeños sorbos.

10.00: Disponte ahora a tonificar un poco el cuerpo. Las posturas de yoga y los estiramientos («stretching») son un excelente y suave manera de hacerlo.

11.00: Meditación matinal. No te preocupes si acuden a tu mente pensamientos que te distraen: es perfectamente normal que suceda y les ocurre incluso a personas acostumbradas a la meditación. No intentes sacar de tu mente tales pensamientos, sino déjalos que fluyan y desaparezcan por sí solos.

12.00: Puedes dedicar el resto de la mañana a relajarte. Lee un libro u hojea una revista sin prisas. Cada vez que tengas sed, no dudes en beber un buen vaso de agua.

13.00: Prepara una bebida exactamente igual que la del desayuno y tómala con calma.

14.00: Sal a hacer un poco de ejercicio y a tomar aire fresco. El ejercicio hará que la sangre oxigenada recorra todo tu cuerpo. Un paseo de media hora puede ser más que suficiente.

15.30: Bebe otro vaso de agua y relájate o duerme una siesta.

17.00: A continuación, prepárate otra bebida de agua, limón y miel, y tómala saboreándola bien antes de tragarla.

18.30: Practica algunos ejercicios de respiración y relajación.

20.00: Toma un baño (es ideal si puede ser hidroterapéutico) con los aceites esenciales más relajantes.

21.00: Se acerca el final del día de ayuno depurativo. La última ingesta del día es exactamente la misma, aunque puedes tomarla caliente para ayudar a conciliar el sueño.

Buenas señales

Hasta aquí el día de ayuno. Recuerda que puedes llevarlo a cabo durante dos o tres días (un fin de semana completo es una excelente oportunidad para ayunar y eliminar toxinas).

Vale la pena tener en cuenta los posibles efectos secundarios, como sentir cierto malestar general, náuseas, dolor de cabeza o frío, o sentirse más irritable de lo habitual. Si decides continuar el ayuno durante dos o tres días, algunas de estas molestias irán desapareciendo por sí solas, sin embargo, es probable que aparezcan erupciones cutáneas o congestión nasal, que son reacciones habituales. En cualquier caso, no te alarmes: todas estas manifestaciones son el indicio de que tu organismo se está desintoxicando. Si lo único que sientes son ganas de dormir, simplemente duerme, y si te encuentras cansado pero no puedes conciliar el sueño, haz algunos ejercicios de relajación o de respiración para reforzar la eliminación de toxinas.

Salir de un ayuno

El ayuno es el más exigente de los programas depurativos y, como tal, requiere una salida muy cuidadosa, o de lo contrario,

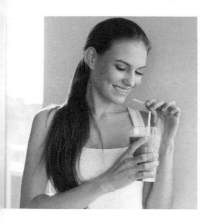

el organismo reaccionará mal y se darán complicaciones. Una buena idea es hacer un día a base de zumos de fruta o de verdura fresca y beber abundante agua, aunque hay quien opina que es preferible comer las piezas de fruta enteras porque su fibra estimula el intestino.

Sería aconsejable que tu primer desayuno consistiera en una manzana al horno o en un puré de manzana y pera. Para comer, patatas, calabacines, calabaza y zanahorias al vapor, o un tazón pequeño de verdura. La cena puede componerse de una ensalada pequeña de verdura finamente rallada o triturada, sin olvidar beber mucha agua.

Pasados unos días, ve aumentando gradualmente las porciones y variedad de alimentos en cada comida, hasta volver a adoptar tu dieta equilibrada normal. Finalizado el ayuno y su transición, te sentirás más radiante y lleno de energía; tu aspecto general habrá mejorado y tu mente estará más despejada que nunca.

Rejuvenecer con el ayuno

El ayuno, una de las terapias más antiguas que se conocen, es considerado en la actualidad parte integral del cuidado de la salud. El experto higienista Herbert Shelton considera que el ayuno regenera el organismo por la autólisis de los tejidos, pero también renueva la relación que establecemos con los alimentos. Ayunar es de los pocos métodos naturales que actúan con eficacia, permitiendo además apartarse del bullicio y ganar cierto recogimiento y tranquilidad personal. Existen muchas personas que lo practican de forma regular, una o dos veces al año, al inicio de la primavera o del otoño, o aprovechando unos días de vacaciones. Tan sólo se necesita un poco de fuerza de voluntad, porque es el remedio más barato que existe y está al alcance de todos.

¿Pero por qué no se divulga más? ¿Por qué no se divulgan sus efectos, siendo la terapia natural más eficaz que existe? ¿Por qué solemos tomar fármacos, que sólo enmascaran los síntomas y no curan realmente? Probablemente se deba a cierta pereza y a la inercia que favorece el actual sistema sanitario. Para los profesionales del medicamento farmacológico, una pastilla es mucho más lucrativa que unos simples jugos de frutas frescas. Si nos curamos a través del ayuno... ¡no hay negocio!

Tan simple como el no comer

Llamamos «ayuno» al periodo en que no se consume ningún alimento, tan sólo agua para evitar la deshidratación (o jugos de frutas, en el caso de ayunos con zumos). El valor del ayuno y sus maravillosos efectos se deben a esta ausencia total de aporte alimentario, ya que el organismo se ve obligado a funcionar «en economía cerrada», con sus propios recursos.

Como dice el médico naturista alemán Hellmut Lützner, todos sabemos qué es el ayuno: "Comer y no comer viene a ser como estar despierto y dormir, como estar en tensión y relajarse, dos polos entre los cuales transcurre la vida humana". Comer durante el día y ayunar por la noche forman parte del ritmo vital humano. Si alguna vez comemos muy tarde de noche, al día siguiente no tendremos apetito, lo que indica que el organismo necesita completar su ciclo y mantener su propio ritmo natural.

Sea en inglés («break-fast») o en español («des-ayuno»), el nombre de la primera comida del día expresa con claridad de qué se trata. Habitualmente empleamos un poco más de la mitad del día (12-14 horas) para la acción, el trabajo, para relacionarnos con el mundo exterior, y el resto del tiempo lo dedicamos a metabolizar y transformar los sucesos cotidianos, pero sobre todo las sustancias corporales. Durante la noche se produce un ayuno natural en el que obtenemos la energía necesaria (calor, autoprotección) de nuestras propias reservas, mientras el cuerpo permanece en un estado reparador.

De buena mañana

Al despertar de este leve ayuno nocturno, solemos tener algo de mal aliento; la lengua aparece cubierta de una capa blanquecina, y la mente anda un poco adormilada; son síntomas claros de que el cuerpo está en un estado de desintoxicación. Es lógico deducir que, si vamos a interrumpir dicho proceso desintoxicante a base de alimentos poco recomendables y una taza de café, seguramente no sea la mejor manera de hacerlo. Por el contrario, un poco de yoga o de ejercicio y un buen zumo de frutas frescas recién hecho sí que nos prepararán para disfrutar de un saludable desayuno matinal.

Estos cortos ayunos nocturnos, aunque reducen el proceso de desgaste y ayudan al organismo a hacer algunas «reparaciones urgentes», no son lo suficientemente largos para una verdadera mejoría o curación; de ahí la importancia de seguir un ayuno más intenso de forma regular que puede combinarse con una o dos curas de frutas anuales, como una cura depurativa de fresas al inicio de la primavera y otra de uvas al inicio del otoño.

¿Por qué ayunar?

Como hemos visto en el capítulo sobre depuración del organismo, en la alimentación habitual contamos con una gran variedad de productos, pero muchos de ellos contienen todo tipo de compuestos químicos nocivos o muy poco aconsejables. Por ello, hoy más que nunca, los órganos necesitan todos

los recursos disponibles para ayudar al organismo a desintoxi-
carse y mantener la salud, siendo el ayuno (con agua o con zumos o jugos) el medio más aconsejable para conseguirlo.

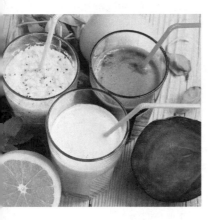

Ya sea en caso de cáncer o de enfermedades del corazón, el ayuno debería
ser uno de los primeros recursos terapéuticos en prescribirse. Si nos fractu-
ramos un hueso, sin duda acudimos al
hospital, pero cuando se trata de una
enfermedad, ignorar las necesidades
nutricionales y de desintoxicación del
sistema inmunológico significa ignorar
el proceso natural de curación del organismo.

El ayuno sólo está contraindicado en
caso de diabetes insulino-dependiente, embarazo, hipotensión, cardiopa-
tías, insuficiencia renal, anemias, delgadez extrema, tuberculosis o en niños y personas con un avanzado estado depresivo.

Ayuno para gente sana, ayuno para todos

Como decimos, podemos elegir entre dos tipos de ayuno: el
ayuno con jugos de frutas (y de algunas hortalizas) y el ayuno
con agua, que es más radical. De hecho, el ayuno semanal (dejar descansar el cuerpo, por ejemplo, los viernes al mediodía y
por la noche) es uno de los trucos de belleza más empleados
por artistas y celebridades.

El ayuno con agua es aconsejable en caso de enfermedades,
sobre todo severas, pero debe ser dirigido por un médico o
terapeuta experto en ayunos y seguirse con meticulosidad, ya
que detalles como la forma de iniciarlo y terminarlo son de-
cisivos. El ayuno debe ser siempre a medida y, en caso de ser
una elección personal de depuración, llevarse a cabo con una
actitud de relajación e introspección.

Según sea el estado de salud de la persona, los efectos inicia-
les podrán ser no muy agradables, como ya indicamos, pero al
cabo de unos días el organismo inicia un proceso de equilibrio

CÓMO FUNCIONA EN EL ORGANISMO. LA AUTOLISIS

El organismo debe continuar con el aprovisionamiento de ciertos nutrientes, como aminoácidos, minerales, carbohidratos y vitaminas, que son sustancias indispensables para la supervivencia de las células, el funcionamiento de los órganos y la reparación de los desgastes celulares. Sin embargo, no recibe del exterior ninguna de estas sustancias, por lo que debe recurrir a extraerlas de sí mismo. ¿Cómo procede a ello?

La autolisis

Durante el ayuno, el cuerpo extrae de sus propias células lo que necesita gracias a la «autolisis», que es un proceso de «digestión ('lisis') de uno mismo ('auto')» que tiene lugar en las células gracias a sus propias enzimas. Las enzimas son «pequeñas obreras» que llevan a cabo las transformaciones bioquímicas del organismo, así que no sólo son activas durante el ayuno, sino en todo momento. Su trabajo consiste en unir sustancias sencillas para formar una compleja, o bien dividir una sustancia compleja en sus constituyentes.

Las enzimas unen moléculas de glucosa aisladas para formar largas cadenas de más de diez mil elementos, el glucógeno, que es la «gasolina» que se almacena en el hígado. También

que, según la duración del ayuno prevista, puede resultar hasta agradable y sin sensación de hambre ni molestias.

Células vitales

Una célula «limpia», con sus necesidades nutricionales cubiertas, es una célula saludable. Para recuperarse de una enfermedad y disfrutar de una salud óptima, los setenta billones de células de nuestro organismo necesitan estar desintoxicadas y rebosantes de nutrientes. El exceso de grasa, las capas de mucosidad en el intestino, los químicos industriales y tóxicos del medio ambiente, el colesterol nocivo o los restos de medi-

unen los aminoácidos para formar las proteínas, o los ácidos grasos y la glicerina para transformarlos en grasas. A la inversa, las enzimas también ayudan a dividir las proteínas en aminoácidos, el glucógeno en glucosa, etc. Existe gran variedad de enzimas, cada una de ellas especializada en un trabajo concreto, y su capacidad de transformación se manifiesta tanto en tejidos sanos como en enfermos, por lo que pueden degradar desde las grasas que se encuentran en reservas sanas hasta las acumulaciones enfermas (como en la obesidad), tanto las proteínas de un músculo como las de una célula cancerosa, o tanto los minerales del tejido óseo como los de un quiste.

La autolisis es, por tanto, un fenómeno natural y corriente. Si una astilla es expulsada fuera del cuerpo de forma espontánea, es porque los tejidos que la separan de la superficie sufren poco a poco una autolisis que le prepara la vía de salida. Si, después del parto, el útero vuelve a sus dimensiones habituales y si, después de la lactancia, las glándulas mamarias recuperan las suyas, es gracias a la acción de autolisis de las enzimas. Pero el organismo es tan sumamente sabio que dirige la autolisis de forma que no eche mano de cualquier tejido corporal para lograr energía, sino que comienza por quemar las peores grasas saturadas y restos de tejidos intoxicados o enfermos, lo cual es precisamente lo que contribuye de forma decisiva a curar la enfermedad.

camentos y de comida poco recomendable deben eliminarse. De ahí los dolores o agujetas que suelen sentirse los primeros días de ayuno; una «crisis depurativa» perfectamente normal y previsible: se suelen sentir irritaciones e, incluso, podemos observar excrementos más fuertes, que son señal de dicho proceso de limpieza.

En las sociedades desarrolladas existe abundante comida alta en calorías y, a menos de que surja una inesperada actividad física agotadora o que debamos atravesar tiempos de auténtica escasez, la gran mayoría de personas no tiene la oportunidad de emplear el exceso de grasa acumulado alrededor de la cintura. Es uno de los motivos por los que, en caso de ayuno, pasan semanas antes de que el organismo se despoje del todo de grasa, células muertas y otros restos, antes de verse forzado a disolver células saludables para utilizar como calorías, así que podemos estar tranquilos porque, al cabo de tantos años de práctica de ayunos, los casos de inanición no se han dado nunca.

Ayuno y proteínas

Sobre el ayuno aún existe cierto temor injustificado. Se puede pensar que nuestra fortaleza disminuirá debido al catabolismo de proteínas en las fibras musculares, sin embargo, ayunar sólo elimina las células muertas o enfermas del músculo e, incluso en ayunos prolongados, el número de fibras musculares se mantiene inalterable. Las células sanas sí pueden reducirse en tamaño y potencia durante un tiempo, pero se mantienen en perfecto estado.

Lo aconsejable es que los debutantes comiencen con ayunos moderados (tres a cuatro días) y a base de zumos. Más adelante, si fuera necesario, podrían adentrarse en ayunos más rigurosos. Puede valorarse como cierta autodisciplina, pero no se trata de competición alguna y es perfectamente normal que muchas personas decidan no llevar a cabo ayunos largos.

El primer ayuno puede causar algo de debilidad que no resulta perjudicial en las primeras etapas y, entonces, muchas personas dejan de ayunar. No tienen éxito porque no llegan a pasar «al otro lado» (normalmente al cabo de unos tres días) y encontrarse con la abundante energía que proporciona un ayuno bien practicado. Un atleta, por ejemplo, puede tardar diez días en recuperar su fortaleza muscular después de un ayuno largo, pero después de la recuperación el rendimiento aumentará muchísimo más.

Interrupción del ayuno

Aparte del regreso de la verdadera hambre, es prudente interrumpir el ayuno en caso de…

• Aliento con olor a acetona, manzana o éter. Significa que el organismo no consigue degradar los cuerpos grasos y está

LOS 10 BENEFICIOS ESENCIALES DEL AYUNO

1. Desintoxicación celular: La única forma de limpiar las sustancias tóxicas que el organismo va acumulando es evitando que reciba más toxinas durante el tiempo en que se ocupa de eliminarlas.

2. Depuración del aparato digestivo: Durante el ayuno se evacuan aproximadamente 2,5 kg de materia fecal y residuos, acumulados especialmente en el intestino.

3. Limpieza de sangre, riñones e hígado: Son tres órganos que acumulan muchas toxinas a través de bebidas, comidas y el ambiente que respiramos. El ayuno normaliza la presión sanguínea sin necesidad de medicamento alguno.

4. Renovación de la piel y el cabello: Al depurarse el organismo, la piel y el cabello crecen con más vitalidad, parecen rejuvenecer (de hecho lo hacen) y desaparecen algunas manchas y arrugas.

5. Pérdida de peso sin pasar hambre: Tras los tres primeros días de ayuno, el organismo se sitúa en un estado de equilibrio en el que no siente hambre.

6. Eliminación de la retención de líquidos: El ayuno permite limpiar el aparato renal, eliminando los líquidos acumulados también en el abdomen.

7. Agudeza sensorial: Ayunar mejora la visión, el gusto y el olfato.

8. Equilibrio acidez-alcalinidad: El ayuno ayuda a recuperar el equilibrio entre acidez y alcalinidad en la sangre en un largo proceso de «desacidificación del terreno» tan original como apasionante (ver Bibliografía).

9. Mayor lucidez: Ayuda a mejorar la memoria, atención y capacidad de concentración.

10. Aumento de la vitalidad: Durante y después del ayuno se incrementa el vigor y la energía corporal.

amenazado por la crisis de acetona. Hay que reintroducir rápidamente alimentos dulces.

• Pérdida de peso importante, demasiado rápida y acompañada de desvitalización.

• Depresión completa, que prosigue.

• Agotamiento completo, que también dura.

• Insomnio o pesadillas, una noche tras otra.

El ayuno con sirope de savia y zumo de limón

En los últimos veinte años se ha popularizado la «cura del sirope de savia con zumo de limón», según la experiencia de K. A. Beyer y el naturópata Stanley Burroughs, los primeros y principales divulgadores. Según su experiencia, se trata de ayudar al cuerpo a purificarse y liberarse de los depósitos y grasas superfluas, muchas veces acumulados a lo largo de años de una alimentación y un modo de vida erróneos. Cuando el cuerpo no los elimina espontáneamente se le estimula a que lo haga por medio de una cura racional, especialmente apropiada por su composición. De hecho, es lo más parecido a un ayuno con zumos de frutas, en este caso ayudado por el sirope de savia. Beyer y Burroughs defienden que para una persona sana es un medio muy razonable y natural de liberar el cuerpo de toxinas y depósitos grasos, conservando el bienestar general y la plena capacidad de rendimiento.

El ayuno con sirope de savia es ideal para un tratamiento de reducción de peso y desintoxicación. El cabello recupera su vitalidad y es útil en cualquier tratamiento estético. Las personas muy delgadas pueden restablecer el equilibrio del metabolismo corporal, se normaliza la digestión y el nivel de colesterol y la depuración (se puede hablar de «purificación») afecta positivamente al estado anímico. Sólo está contraindicado en los mismos casos que hemos citado al principio de este capítulo.

El sirope de savia está compuesto de los jugos concentrados de dos árboles: el arce del Canadá y la palmera de la India, y la glucosa nutritiva proviene en un 100% de la propia savia, que contiene además los oligoelementos naturales precisos para su asimilación por el organismo.

CÓMO SE HACE LA CURA

- **Duración:** De 7 a 10 días (pueden llegar a eliminarse unos 5-7 kg).
- **Ingredientes:** Preparado de sirope de savia (sirope de arce) de venta en tiendas de dietética, limones, canela y pimentón. Agua mineral. Todo tipo de tisanas (excepto té y café).
- **Preparación:** Se preparan 2 l de agua mineral con unas 15 cucharadas de sirope de savia de arce y palma, el zumo de 4 5 limones, 1 cucharadita de canela y una pizca de cayena picante (pimentón).
- **Seguimiento:** Durante los 7-10 días de duración de la cura, hay que ingerir a diario y en exclusiva de 8 a 10 vasos del preparado especial de sirope de savia.

Su dosis también está regulada tanto en la predieta como en la postdieta.

En el caso de la predieta hay que tomar 1/2 l el primer día, 3/4 el segundo y 1 l el tercero, mientras que la postdieta requiere 1 l el primer día, 3/4 el segundo y 1/2 el tercero.

Durante la duración de la cura (el ayuno) se tomarán toda el agua y tisanas que apetezcan.

Recordemos que...

- Durante los días de ayuno va muy bien hacer cada día una caminata de media hora.
- La primavera y el otoño son las mejores estaciones para ponerlo en práctica.
- Durante la cura no se tomarán alimentos sólidos ni café, té, medicamentos o suplementos vitamínicos.
- Los consumidores habituales de alcohol, tabaco y fármacos suelen reaccionar negativamente a la cura.
- El limón puede afectar a personas con déficit de glóbulos blancos; en este caso se sustituirá por zumo de naranja.

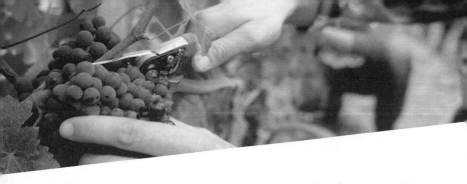

LA UVA,
UN MANANTIAL DE
PROPIEDADES SALUDABLES

Una gran fruta

La uva es una de las frutas más antiguas que se conocen. El cultivo de la vid se habría iniciado hace más de ocho mil años, en la región situada entre las actuales Armenia, Georgia y Azerbaiyán. En el siglo XVII ya aparece como postre en los palacios reales, aunque la mayoría de uva todavía se destinaba a la producción de vino.

En la antigua Roma se utilizaba, a modo de panacea, para muchas enfermedades y también como moneda de cambio. Y los médicos árabes la prescribían como remedio para el estreñimiento y los trastornos hepáticos: «Desayunar uva en caso de estreñimiento es como comer carne celestial».

Antes de sus expediciones por el Atlántico, Colón y su tripulación llenaban las bodegas de los barcos con uvas pasas para disponer de energía y minerales durante sus largos viajes. Y a finales del siglo XIX, esta fruta ya se empleaba en «cura uvales» (otro nombre para las curaciones de uva) para resolver algunas enfermedades, como obesidad, estreñimiento y gota. Hoy día los científicos estudian la extraordinaria riqueza de la uva en antioxidantes, así como sus posibilidades en caso de enfermedades cardiovasculares y neurodegenerativas, entre otros trastornos severos. Y en los últimos congresos de medicina integrativa se siguen de cerca las posibilidades de esta fruta en algunos tipos de cáncer, con informes muy esperanzadores.

Si se bebe mosto natural de uva, o bien se toman uvas frescas de forma regular, estas ayudan a combatir el colesterol, los efectos del envejecimiento, estreñimiento, fatiga, retención de líquidos, dolor de garganta... La uva ayuda a la «limpieza» del cuerpo y a eliminar las toxinas que causan diversas enfermedades y, en definitiva, en los tratamientos antienvejecimiento son uno de los «secretos de la eterna juventud».

Cóctel de beneficios
¡Energía concentrada en un pequeño grano!

La uva es una de las frutas más dulces: entre 15 y 25 g de carbohidratos por 100 g (12 g como máximo en otras frutas) y es también, naturalmente, una de las frutas más energéticas, con 72 kcal por 100 g, mano a mano con los higos frescos y justo detrás del plátano (90 kcal por 100 g).

CONTENIDO NUTRICIONAL (100 G DE UVA FRESCA):
Calorías: 72 kcal
Carbohidratos: 15 g mínimo
Proteínas: 0,6 g
Grasas: 0,6 g
Fibra dietética: 0,7 g mínimo

De fácil absorción

A pesar de su alto contenido de azúcar, la uva tiene la ventaja de que sus carbohidratos de fácil absorción se distribuyen por igual entre la glucosa y la fructosa, lo que proporciona una energía fácilmente disponible gracias a la presencia de grandes cantidades de ácidos orgánicos y vitamina B. Es muy recomendable, pues, para atletas, niños y adolescentes.

Formas de tomar uva:
- De forma ideal: fresca, seca o en jugo.
- En el desayuno para energizar la mañana.
- A modo de tentempié a lo largo del día.

• Antes de un intenso esfuerzo intelectual (un examen, por ejemplo).

• Antes de una competición deportiva y, sobre todo después, ya que facilita la recuperación gracias a su riqueza en minerales y ácidos orgánicos.

La uva fresca también tiene un índice glucémico moderado (IG de 45) que la hace interesante hasta para los diabéticos. El jugo de uva natural de tiene un IG de 55 y las pasas de 64.

El índice glucémico

Mide la capacidad de un carbohidrato para aumentar el azúcar en sangre. Cuanto más bajo sea, tanto menos engordará. Las cifras de IG que se obtienen son porcentajes de referencia de los alimentos respecto de la glucosa, a la que se da el valor convencional de 100. El IG se mide en valores entre 0 y 150, y nos indica qué alimentos se depositarán como grasa y cuáles menos o, simplemente, no lo harán.

• IG mínimo: por debajo de 25.
• IG moderado: de 25 a 49.
• IG índice glucémico de 50 a 74.
• IG muy alto: de 75 a 100.

Una buena fuente de vitaminas y minerales

La uva muestra muy buenos niveles de vitaminas, minerales y oligoelementos, pero es su combinación y equilibrio lo que la hace tan interesante nutricionalmente, porque están dispuestos de forma muy fácil de asimilar por el organismo.

• **Potasio.** Entre los minerales destaca el potasio, con 191 mg por 100 g. Esta riqueza, combinada con un contenido muy bajo de sodio y un alto contenido de agua (más del 80%), convierte a la uva en una fruta con propiedades diuréticas excepcionales. He aquí otro de los motivos de la eficacia de la cura de uvas: para desintoxicar el organismo. El potasio posee también otras funciones esenciales para la salud, ya que garantiza el correcto funcionamiento de los músculos, incluidos los del corazón, baja

VITAMINAS Y MINERALES (POR 100 G DE UVAS)
Potasio.. 191 mg
Fósforo ....22 mg
Calcio ....10 mg
Magnesio .... 7 mg
Azufre.. 8 mg
Sodio... 2 mg
Cloro.. 2 mg
Hierro .... 0,3 mg
Cobre .... 0,1 mg
Zinc .... 0,1 mg
Vitamina C .... 4 mg
Provitamina A...............................0,03 mg
Vitamina B1.................................0,04 mg
Vitamina B2.................................0,02 mg
Vitamina B3................................. 0,3 mg
Vitamina B5.................................0,05 mg
Vitamina B6................................. 0,1 g
Vitamina B9.................................0,015mg
Vitamina E .... 0,7 mg

la presión arterial en caso de hipertensión, estimula la digestión y el nivel de potasio de las pasas de uva… ¡es aún mayor!

• **Vitaminas del grupo B.** La uva es también una buena fuente de vitaminas del grupo B. La **vitamina B1** promueve el desarrollo y coordinación muscular. La **vitamina B2** juega un papel en la producción de hormonas y glóbulos rojos. La **vitamina B6** interviene también en la producción de glóbulos rojos y de neurotransmisores.

• **Vitamina C.** En comparación con otras frutas, las uvas contienen poca vitamina C: 4 mg por 100 g, es decir, trece veces menos que, por ejemplo, las naranjas. Pero en cambio, esta vitamina C de la uva tiene una ventaja: su efecto es potenciado por la presencia de antocianinas y polifenoles, es decir, está presente en pequeñas cantidades pero el organismo la puede asimilar mucho mejor.

Uva desecada: las pasas

Al quitarles una parte de su agua, las pasas son aún más ricas en azúcares y calorías: alrededor de 280 kcal por 100 g, casi

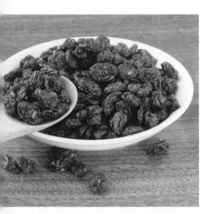

cuatro veces más que las uvas frescas. También poseen una mayor concentración en minerales, oligoelementos, vitaminas (excepto la vitamina C) y fibra. Además, las pasas muestran un contenido de fibra de 6,5 g por 100 g, nueve veces más que las uvas frescas.

Las pasas son también más ricas en cobre (necesario para la formación de hemoglobina y colágeno), fósforo (que desempeña un importante papel en el crecimiento y la formación de huesos y dientes), potasio (esencial para el buen funcionamiento de los músculos) y hierro (necesario para el transporte de oxígeno en la sangre y la formación de glóbulos rojos).

Antioxidantes en acción

Además de su alto nivel de vitaminas y minerales, las pasas son excepcionalmente ricas en antioxidantes, lo que las convierte en una fruta especial. Son sustancias presentes en vitaminas, minerales y diversos compuestos, tales como polifenoles (o compuestos fenólicos).

Los antioxidantes tienen la importante misión de luchar contra los radicales libres, moléculas producidas de forma natural por el organismo que causan daños a las células. Son moléculas que, en la práctica, pueden provocar un envejecimiento celular acelerado, trastornos y enfermedades cardiovasculares, así como ciertos tipos de cáncer. Los antioxidantes pueden retrasar el proceso del envejecimiento, reducir el colesterol, luchar contra la hipertensión arterial y proteger los vasos sanguíneos. La actividad antioxidante de un alimento, es decir, su capacidad para neutralizar los radicales libres se mide por el índice TAC (Total Antioxidant Capacity). Cuanto más alto sea este índice en un alimento, más antioxidante será. La unidad de medición es el micromol y se considera que un alimento es «muy antioxidante» cuando su índice TAC es superior a 2.000 micromoles.

ÍNDICE TAC EN LAS UVAS	
Uva blanca:	1.789 micromoles
Uva negra:	2.016 micromoles
Pasas:	2.490 micromoles

• **La uva negra.** Los pigmentos que dan su característico color púrpura oscuro a las uvas negras las hacen más ricas en antioxidantes que el resto de uvas, sobre todo en antocianinas. También las pasas de uva, que concentran la materia seca, contienen más de ellos. La uva negra es igualmente más rica en vitaminas B y P, por lo que podemos decir que su actividad frente a los radicales libres es superior.

Resveratrol, el antioxidante estrella

Una de las principales riquezas de la uva es este potente antioxidante que producen las plantas de forma natural para defenderse de los parásitos. El resveratrol se encuentra principalmente en la piel de las uvas rojas, en los sarmientos y en el vino tinto.

• **Para el corazón.** Desde principios de la década de 1990, muchos estudios en todo el mundo han demostrado sus múltiples beneficios para la salud, en especial para la protección contra las enfermedades cardiovasculares. Según la Organización Mundial de la Salud, el resveratrol por sí solo puede reducir el riesgo cardiovascular en un espectacular 40%.

• **Protección contra el cáncer.** Varios estudios científicos han demostrado que es capaz de bloquear la proliferación de ciertas células cancerosas en diferentes etapas o de mejorar la eficacia de la quimioterapia.

• **Reduce el colesterol,** especialmente el colesterol nocivo.

• **Acción anti-edad,** protección preventiva ante el envejecimiento y los trastornos que conlleva.

• **Protección de las neuronas.** Diversos estudios han demostrado que el resveratrol ayuda a las neuronas a defenderse contra el ataque de los radicales libres en forma de enfermedad de Alzheimer y demencia senil.

• **Acción contra la osteoporosis.** De acuerdo con un estudio taiwanés, el resveratrol imita los fitoestrógenos y podrá sustituir algunos tratamientos hormonales convencionales que se prescriben para corregir este trastorno.

• **Un efecto antiinflamatorio.**

• **Acción protectora contra la obesidad y la diabetes.**

La «paradoja francesa». Los investigadores se fijaron en el estilo de vida francés, con una dieta alta en grasas, con relativamente menos enfermedades cardiovasculares que otros grupos de población, en particular los del norte de Europa. Encontraron la respuesta en el consumo moderado de vino tinto, rico en resveratrol (no más de un vaso al día), y de ahí que muchos médicos aseguren que el consumo moderado de vino es bueno para la salud. El vino tinto es, incluso, más rico en antioxidantes que el jugo de uva roja, gracias al proceso de fermentación. Y los vinos de cultivo ecológico (u «orgánicos») contienen una media de dos veces más resveratrol que los vinos de cultivo convencional. De todas formas, en caso de tomar vino será siempre con moderación. Además, podemos hacer acopio de resveratrol sin tener que recurrir al alcohol. Basta con masticar la uva con piel, que contiene también este gran antioxidante.

Resveratrol y longevidad. A principios del año 2000, unos investigadores de la Escuela Médica de Harvard, en EE UU, demostraron que el resveratrol posee la capacidad de activar un «gen de la longevidad» en la levadura, lo que aumenta su vida útil en un 70%. Los efectos serían los mismos que los de la restricción calórica (sin desnutrición), el único método considerado eficaz por la comunidad científica desde la década de 1930 para extender la duración de la vida. La pregunta es si el resveratrol actúa de manera similar en las células humanas, pero hay motivos para ser optimistas.

Proantocianidinas en las pepitas de uva

Entre los principales antioxidantes de la uva encontramos las proantocianidinas (proantocianidinas oligoméricas), que también forman parte de la gran familia de los polifenoles flavonoides. Algunos especialistas las consideran los antioxidantes más potentes del mundo vegetal y se encuentran en la piel de las uvas rojas, pero especialmente en las pepitas, en las que es su principal riqueza.

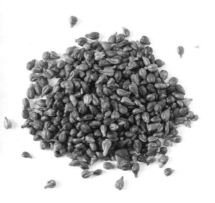

• **Su fuerza antioxidante** oscila entre veinte y cincuenta veces más que la de las vitaminas C y E, por lo que son útiles para el tratamiento de muchos trastornos: enfermedades cardiovasculares, problemas dermatológicos, hipertensión, cáncer o enfermedades del sistema nervioso.

• **Refuerzan todo el sistema vascular** mediante el aumento de la elasticidad y la resistencia de los vasos sanguíneos. Así alivian la insuficiencia venosa y todos los problemas asociados a ella, como piernas pesadas o varices.

Ahora bien, a falta de semillas de uva masticables todo el día, podemos…

- **Elegir suplementos alimenticios** a base de extracto de semilla (pepitas) de uva.
- **Aliñar las ensaladas** con aceite de semilla de uva sin refinar.
- **Consumir harina de semilla de uva** (en dietéticas).

Un aliado de la belleza

La uva no sólo nos beneficia por dentro, pues también la piel sale ganando de su riqueza excepcional en antioxidantes y otras sustancias maravillosas.

- Los **polifenoles** de las pepitas de uva protegen la piel de las agresiones externas y el envejecimiento, la reafirman y mejoran su brillantez, estimulando la microcirculación. Por otra parte, las semillas de uva también se utilizan en cosmética por sus propiedades suavizantes y exfoliantes.

- El **resveratrol** (frutas y sarmientos) ejerce una acción completa antienvejecimiento.

- El **viniferin** (a partir de la savia de los sarmientos) ayuda a combatir las manchas y revitaliza la luminosidad del cutis.
Como vemos, los contenidos de la uva aplicados sobre la piel tienen una acción completa: regenerativa, tonificante, reafirmante, antienvejecimiento..., así que no es de extrañar que muchas marcas de cosméticos hayan convertido al fruto de la vid en uno de los ingredientes estrella de sus productos. Cremas limpiadoras, lociones, exfoliantes, sueros antiarrugas, bálsamos labiales, cremas solares, tratamientos reafirmantes, geles de ducha... Además, también la «vinoterapia» comienza a despertar interés en algunos balnearios y establecimientos relacionados con la belleza; una serie de tratamientos más o menos inspirados en la hidroterapia: envolturas de mosto de uva, baños terapéuticos con vino, fricciones con semillas de uva, etc.

Al elegir la calidad de la uva, nos fijaremos en...

- Los granos serán firmes, pero no duros, y de piel lisa. Huid de la semilla blanda y arrugada, una clara señal de falta de frescura. Los granos de uva blanca pueden ser dorados en alguna zona.

• Las bayas estarán bien adheridas al pedúnculo.

• Algunas variedades tienen los granos recubiertos con una fina película blanca, producida por la uva para protegerse del sol y el calor; señal de que el fruto está maduro y no se ha manipulado en exceso. La floración es perfectamente comestible, pero es preferible enjuagar los granos antes de comerlos. Y, una vez recogidas, las uvas maduran más rápidamente.

• El tallo debe ser verde, sin rastros de moho. También debe ser suave y romperse fácilmente con los dedos.

• **Elegir las pasas.** La mayoría de pasas que se venden en los supermercados contienen conservantes, por eso hemos de fijarnos bien en la etiqueta. Además, para evitar que se peguen o deshidraten, a menudo se recubren con aceite de palma, que contiene grasas poco recomendables). Hay que elegir las pasas sin aditivos y que sean idealmente ecológicas, al igual que la uva.

Cura de uvas… ¡sin químicos!

En la agricultura convencional, algunos cultivos se realizan con una gran cantidad de pesticidas y fertilizantes de la industria química de síntesis. El resultado es que muchas frutas y verduras del mercado contienen tasas de residuos de plaguicidas por encima de los límites legales. Algunas frutas están más contaminadas que otras y, entre estas últimas, encontramos la uva junto a la manzana o la fresa.

A finales de 2008, una entidad independiente llevó a cabo en cinco países europeos un estudio con el análisis de 124 muestras de las uvas que se venden en los supermercados. Los resultados fueron impresionantes:

• El 99,2% de las uvas contienen residuos de plaguicidas.

• Un 20% de las uvas están contaminadas con diez o más de diez pesticidas diferentes.

• El 4,8% de uvas excede los límites máximos de residuos establecidos a nivel europeo, y el 2,4% contiene plaguicidas prohibidos en el país de producción.

• Incluso una muestra de uva superaba la dosis aguda de referencia establecido por la Organización Mundial de la Salud.

Por tanto...
• Hemos de conseguir uvas de la agricultura ecológica.
• Si no es posible comprar uva ecológica, lavar siempre la uva muy bien antes de su consumo. No lograremos eliminar todos los residuos de plaguicidas, pero al menos sí disfrutaremos los beneficios de la uva con menos inconvenientes. Lo mejor es dejar en remojo el brote durante treinta minutos en agua con zumo de limón y luego enjuagar. Un consejo: no lavar todos los racimos, tan sólo los granos que vayamos a consumir.

Conservación

La uva es una fruta muy frágil, por tanto, requiere una atención especial al comprarla. Si las uvas vienen envasadas en una bolsa de plástico, nos aseguraremos de abrirlo al llegar a casa, retirando las uvas dañadas para que no contaminen el resto. La uva se conservará...

• **A temperatura ambiente,** durante tres o cuatro días.

• **En el refrigerador** durante cinco días como máximo. Podemos utilizar papel absorbente para eliminar la humedad (no lavar). Para protegerlas mejor las colocaremos sobre un plato cubierto también con papel absorbente.

• **En el congelador** durante varias semanas. Para ello, disponemos los granos, previamente lavados y secados, sobre una placa. Colocamos la placa en el congelador y, una vez que las uvas se han congelado, simplemente las guardamos en una bolsa de congelador. A la hora de consumirlas, habrá que sacarlas del congelador de una a dos horas antes.

En resumen. Un gran alimento-medicamento

Del 10 al 20% del peso de una uva madura corresponde a la piel (hollejo) y las semillas, mientras que el 80-90% restante es pulpa y zumo. El componente cuantitativo más importante de la uva es el azúcar, que es directamente asimilable por el organismo porque contiene un gran porcentaje de glucosa análoga a la glucosa sanguínea, por lo que prácticamente no precisa digestión, se asimila rápidamente y pasa directamente a la sangre.

A la vez que alimento, la uva tiene una importante función como medicamento (ver Capítulo 6), por lo que si la sabemos emplear adecuadamente nos ayudará a depurar el organismo y curar múltiples trastornos y enfermedades.

• La uva es muy adecuada para combatir el estreñimiento. Es laxante, sobre todo comida con la piel u hollejo y eliminando las semillas. En cambio, si la masticamos resulta astringente y neutraliza los efectos laxantes del resto de la fruta.

• Es diurética porque estimula la secreción de orina, gracias especialmente a la presencia de sales potásicas.

• Descongestiona el hígado y facilita el drenaje de las vías biliares.

• Alcaliniza la sangre, siendo muy indicada contra el artritismo.

• Es un gran reconstituyente gracias a su elevado contenido en azúcares naturales, vitaminas y sales minerales.

• La uva resulta muy adecuada para enfermos que padecen de gota, hemorroides, arterioesclerosis, eczemas, anémicos o asma.

• Fortalece y vigoriza las defensas orgánicas, aumentando la vitalidad para combatir los rigores invernales.

• No deben comer uva los diabéticos (en especial los casos de diabetes insulino-dependiente), los ulcerosos ni los afectados de inflamación del intestino grueso (colitis).

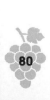

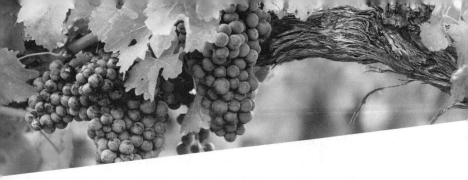

LA CURA DE UVAS

Llegamos por fin al tema central del libro. Cuando el verano declina, la Naturaleza nos ofrece un alimento tan sencillo como complejo; una sinfonía de sabores que es resultado de un equilibrio perfecto en el medio ambiente donde se desarrolla. El clima mediterráneo, con veranos poco lluviosos y un sol radiante, es el más adecuado para el cultivo de la vid. En estas condiciones, la uva madura con facilidad y de forma abundante. A pleno sol, la planta va extendiendo sus pámpanos y sarmientos, y el fruto va atesorando sus magníficas cualidades alimenticias y curativas.

En nuestro país es fácil y económico llevar a cabo una cura de uvas, por eso merece la pena que le dediquemos nuestra atención. Esta cura de frutas tan eficaz viene siendo un recurso habitual entre los seguidores de la medicina natural. En los últimos años se ha popularizado gracias a las dietas «detox» y a que cada vez más personas descubren sus prodigiosos efectos. Seguir una cura de uvas una vez al año es una buena costumbre, tanto para personas sanas como para quienes desean recuperar la salud. Para seguirla con comodidad, junto al método clásico de la cura, hemos incluido consejos y experiencias personales y de Johanna Brandt, la enfermera sudafricana que salvó su vida gracias a ella.

Al final de las vacaciones

Durante el verano las uvas han recibido el sol necesario y han extraído del suelo las sustancias precisas para la formación de sus azúcares. En septiembre y octubre, en las comarcas repletas de viñas, el ritual de la vendimia pone en escena una gran cantidad de personas que recogen de forma manual, todavía no automatizada, los racimos de fruta. Una vez cosechadas, las uvas pueden seguir diferentes caminos: ser consumidas **frescas**, convertirse en **pasas** (sobre todo la variedad de uva moscatel, que sometida a desecación pierde un gran porcentaje del agua que contiene) o bien ser prensadas para **mosto**, que si fermenta producirá el vino. Como fruta fresca, recién vendimiada, podemos conservar los racimos de uva colgados en un sitio fresco y seco, y consumirlos hasta bien entrado el invierno.

EL MOSTO Y EL VINO

El zumo de uvas recién obtenido entra en fermentación cuando se deja reposar, debido a la acción de unas levaduras silvestres depositadas sobre la piel de la fruta por acción del viento y los insectos. Estas forman una película cérea que eliminamos cuando frotamos el grano, obteniéndose un brillo especial. Si hervimos el zumo de uva y lo ponemos en una botella bien tapada y previamente esterilizada, no se produce la fermentación porque el calor ha matado las levaduras, que son unos pequeños corpúsculos vivos (los hongos *Saccharomyces ellipsoideus*) que producen la fermentación alcohólica del mosto y lo convierten en vino.

El mosto es una bebida saludable que, si está bien preparada, se puede conservar durante un tiempo indefinido. La forma más práctica de elaborarlo es la siguiente:

- Poner el zumo de uva en botellas, taparlas herméticamente y hervirlas al baño maría durante 30 minutos a fuego muy lento.
- No sacar las botellas, sino dejarlas enfriar lentamente dentro de la olla.

El baño maría paraliza la vida de las levaduras de la uva y elimina el oxígeno. Si las botellas están mal tapadas (no herméticas) o no han hervido lo suficiente, queda aire dentro,

El gran alimento medicinal

Recordemos algunos datos más. Entre el 10-20% del peso de una uva madura corresponde a la piel (hollejo) y las semillas, mientras que el 80-90% restante es pulpa y zumo. El componente cuantitativo más importante de la uva es azúcar directamente asimilable por el organismo, ya que contiene un gran porcentaje de glucosa análoga a la glucosa sanguínea, por lo que casi no precisa digestión, se asimila de forma rápida y pasa directamente a la sangre.

fermenta el jugo y la botella puede explotar. El mosto, al hervir, pierde algo de aroma y sabor, pero aun así siempre será mucho más saludable que el mosto comercializado, con más sabor debido a los neutralizantes de la fermentación (como el ácido salicílico) que se utilizan en la industria química.

El zumo de uva natural es la mejor forma de huir del alcohol y la adulteración del vino

El vino ha ido perdiendo calidad debido, entre otras cosas, a las adulteraciones. Estas técnicas de adulteración han ido «mejorando» con el tiempo, hasta llegar a la situación límite actual, que debería llevarnos a reflexionar sobre la conveniencia de beber zumos recién hechos y agua mineral. Hoy en día un vino embotellado, de marca conocida, con un rótulo flamante, puede contener tan variados aditivos como carbón, goma arábiga, gelatina, caseína, cola de pescado, anhídrido sulfuroso, ácido cítrico, sulfato de potasa, ácido ascórbico, bentonita, tierra de infusorios, productos aromáticos artificiales… y el omnipresente ácido sulfuroso (sulfitos). Y estos son sólo los aditivos… ¡autorizados!

Haciendo fermentar el mosto se obtiene el vino y, con diversas manipulaciones, se obtienen los licores. El alcohol (vino y licores) no tiene nada que ver con la higiene alimentaria, pues es un proceso que elimina las propiedades nutritivas de la uva, sus azúcares, para transformarlos en alcohol, es decir, en algo tóxico. Esta transformación es un despilfarro energético poco aconsejable.

Un torrente de virtudes

A la vez que alimento, la uva tiene una importante función como medicamento. Si la sabemos emplear adecuadamente nos ayudará a curar enfermedades que, como hemos visto,

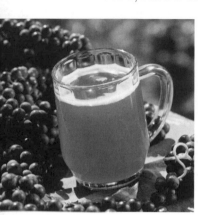

muchas veces no son otra cosa que la expresión de diferentes intoxicaciones. Así, podemos afirmar que la uva:

• Es muy adecuada para combatir el estreñimiento por ser laxante, sobre todo comida con la piel u hollejo, y eliminando las semillas (si las masticamos serán astringentes y neutralizarán los efectos laxantes).

• Es diurética, ya que estimula la secreción de orina, sobre todo gracias a la presencia de sales potásicas.

• Descongestiona el hígado y facilita el drenaje de las vías biliares.

• Alcaliniza la sangre y resulta muy indicada contra el artritismo.

• Es un gran reconstituyente por su elevado contenido en azúcares naturales, vitaminas, minerales y fitonutrientes en general.

• Resulta muy adecuada para enfermos que padecen gota, hemorroides, arterioesclerosis, eczemas, anémicos, asma, etc.

• Es un gran vigorizador de las defensas del organismo, aumentando la vitalidad para combatir los rigores invernales.

Contraindicaciones. No deben comer uva: diabéticos, ulcerosos y quienes padezcan inflamación del intestino grueso (colitis).

CURA DE UVAS SUAVE

Escogeremos las uvas blancas o negras, de cultivo ecológico, bien maduradas al sol y de las variedades que más nos agraden al paladar. Son preferibles las uvas de hollejo fino y con pocas semillas, siendo las uvas más dulces las más nutritivas, y las ácidas las más depurativas. Conviene que estén bien maduras, ya que las uvas verdes producen perturbaciones intestinales, y no resulta muy aconsejable beber agua tras haber comido una buena cantidad de ella.

Lo ideal, como todos los alimentos, es que estas frutas sean de cultivo ecológico, pero si no pueden serlo, habrá que asegurarse de lavarlas muy bien con agua para eliminar los productos químicos que se depositan en la piel.

El mejor momento para hacer la cura de uvas es durante las vacaciones (es ideal disfrutarlas en alguna zona de viñedos) o durante unos días libres en los que no tengamos demasiadas ocupaciones. Antes de iniciar la cura hay que tener en cuenta algunas consideraciones, como nuestro estado general de salud y físico (edad, constitución, capacidad digestiva), así como la cantidad de uva que tomaremos y cómo lo haremos.

La auténtica cura de uvas se basa en seguir una monodieta (no se comen otros alimentos que no sean uvas) durante un cierto número de días. Esta puede potenciarse incluyendo ayunos más o menos intensos, pero se trata de una decisión personal que conviene considerar. La monodieta suele ser seguida por los más entusiastas o radicales, pero también podemos elegir un tipo de cura de uvas más moderado.

Una cura de uvas suave, por ejemplo, consiste en tomar sólo uvas en el desayuno y en la cena, y hacer una comida moderada al mediodía, preferiblemente a base de crudos. Una buena ensalada, o bien caldo vegetal con un poco de miso y verduras, o bien un wok de arroz con verduras y un poco de tofu o seitán. También puede seguirse una cura de frutas mezclando la uva con otras frutas jugosas como manzanas, melocotones, peras, ciruelas o higos.

CURA DE UVAS CLÁSICA (SIMPLIFICADA)

La cura clásica de uvas, más radical, se inicia ayunando un día entero y bebiendo agua cuando se tenga sed. A partir del día siguiente se come solamente uva, entre 1,5 y 3 kg diarios, según la naturaleza de cada persona.

Se puede vivir perfectamente una buena temporada comiendo uva exclusivamente, pero se aconseja que las curas duren una semana. En ningún caso deberían sobrepasar las cuatro semanas.

Si durante la cura, sobre todo al inicio, no hay buenas digestiones o aparecen molestias estomacales, se puede aplicar una compresa caliente en el estómago alternada con un suave masaje en la zona.

CÓMO TERMINAR LA CURA DE UVAS.

Si se ha seguido esta cura clásica (monodieta de uva), sustituiremos durante unos tres días, y de forma paulatina, las uvas del mediodía por otras clases de fruta. A continuación, iremos incorporando ensalada y verdura hervida, todo muy bien masticado, con lo que pasaremos a tomar la uva sólo en el desayuno y la cena. Finalmente, se va remplazando la uva por otra fruta y, al cabo de unos días, se sigue la dieta habitual. El resultado es extraordinario y muy aconsejable.

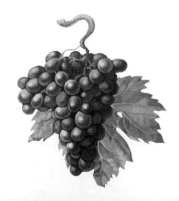

LA CURA DE UVAS EN TRES ETAPAS

No es lo mismo que una persona sana haga la cura de uvas, que otra enferma; ni que la lleve a cabo un adolescente, un adulto o un anciano. La programación de la cura (cantidad de uva, duración, forma en que se tomará, etc.) dependerá de cada persona. En general, en el caso de niños y personas delicadas, si no hay un control médico, lo ideal es que tomen jugo de uvas como desayuno o cena.

• Aunque se podría vivir una buena temporada comiendo uva exclusivamente, lo mejor es que estas curas duren de una a cuatro semanas. Si se desea prologarlas más, es conveniente un seguimiento médico.

• En el caso de que la cura de uvas se haga para mejorar la salud, escogeremos las variedades que más nos agraden al paladar y de buena calidad. Son preferibles las uvas de hollejo fino y pocas semillas, sin olvidar que las uvas más dulces son más nutritivas, y las ácidas son más depurativas.

• Las uvas deben comerse en su punto de maduración, ya que si están verdes causarán problemas intestinales.

• Lo ideal es que sea uva ecológica, pero si no estamos seguros de ello, lo mejor será lavarla y, sobre todo, ¡masticarla bien!

• La cura de uvas tiene la ventaja de que siempre podemos convertirla en un tratamiento terapéutico. Para las personas enfermas proponemos el método de Johanna Brandt, que aunque es bastante radical si se sigue por completo, puede adaptarse muy fácilmente a las necesidades de cada persona.

Primera etapa. Preparación para la cura

Lo mejor es comenzar con un **ayuno** de dos o tres días, bebiendo tan sólo agua pura fría en abundancia (si fuera necesario se pone una lavativa al día con un litro de agua tibia). Este ayuno «corto» ayuda a evitar complicaciones: el estómago se encuentra, hasta cierto punto, exento de toxinas y fermentación, y la uva puede empezar a actuar rápidamente. El ayuno será más necesario si el enfermo está acostumbrado a tomar muchos fármacos, siendo preferible abstenerse de tomarlos (siempre que sea posible) durante la cura.

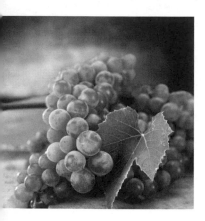

Durante las **curas depurativas** (de desintoxicación) de cualquier enfermedad, se padecen **crisis de eliminación**. Estas pueden provocar dolor de cabeza, náuseas o diarrea, por lo que se recomienda descansar mucho durante los primeros días.

No se deben hacer «excepciones» con ningún alimento durante el ayuno, porque incluso un trozo de azúcar haría trabajar los jugos gástricos y produciría hambre y fermentación. Si una persona dice que no soporta el ayuno ni la uva, es indicador de que ha interpretado mal las reacciones, o de que ha empezado la cura de uva sin haber hecho la preparación necesaria.

Hemos visto brevemente el ayuno en el capítulo tercero; los interesados en más información pueden consultar la página final con bibliografía. Insistimos en que el ayuno es la medicina más natural, barata y eficaz que existe. Ayunar significa purificar la sangre para eliminar los gérmenes de todo tipo de trastornos y enfermedades. Durante el ayuno, los órganos vitales son alimentados por la sangre y con las provisiones que nuestro propio organismo tiene en reserva para estas circunstancias, por ejemplo, las capas de grasa acumuladas entre los órganos internos y bajo la piel. Estas reservas se utilizan para mantener las funciones del corazón, el cerebro, los pulmones y otros órganos, mientras el cuerpo va eliminando toxinas. Una cura de ayuno, practicada de forma seria y responsable, activa magníficamente los órganos excretores.

Nada puede sustituir un buen ayuno en caso de enfermedad aguda, pero el ayuno tan sólo elimina una parte de los depósitos inorgánicos que, a menudo, son la causa de la enfermedad, y podemos completarlo con la cura de uva.

Segunda etapa. Cura exclusiva de uva

Llegamos a la parte central de la cura de uva.

• **Residuos.** Sorprende ver hasta qué punto los residuos todavía son abundantes y a menudo de color negro. Muchos de ellos estaban probablemente pegados a los repliegues de los intestinos desde hacía mucho tiempo, tal vez años.

• **Después del ayuno de dos a tres días,** se siguen bebiendo uno o dos vasos de agua pura y fría por la mañana en ayunas.

• **Primera comida «sólo con uvas».** Media hora más tarde, el paciente toma su primera comida de uva.

• **Horario.** Empezando a las ocho de la mañana y tomando una comida de uva cada dos horas, hasta las ocho de la noche, se harán hasta siete comidas al día.

Se continúa así durante siete, diez o hasta quince días. Bajo control médico puede alargarse algo más de un mes, pero no más. ¡Y eso es todo!

• **Jugo de uva y uvas pasas.** El mosto de uva embotellado, no fermentado y sin azúcar, puede sustituir a la uva cuando no es temporada. Los efectos no son los mismos, pero resultan más que satisfactorios. Se puede vivir tanto de jugo de uva como de uva entera, aunque esta última sea preferible cuando se pueda conseguir.

No conviene mezclar en la misma comida uva, mosto de uva conservado y pasas, que podremos comer tal cual o en remojo durante varias horas en agua fría. Las pasas o uva fresca deben tomarse con dos horas de intervalo. Si las pasas en remojo son demasiado dulces, se puede añadir un poco de zumo de limón.

• **La cantidad de uva** que debe comerse varía según las condiciones de vida, la digestión y las ocupaciones del paciente. Es bueno empezar con una pequeña cantidad de 30 a 100 g por comida y aumentarla gradualmente hasta llegar al doble. Más tarde, se puede comer sin peligro hasta Đ de kg de uva por comida. Los que decidan comer cantidades superiores habrán de prever unas tres horas para la digestión y no consumir todas las pieles.

Recordemos que, no por comer más uva, se aumentan los resultados. Al contrario, los mejores resultados se obtienen cuando se toman pequeñas cantidades de uva cada vez.

• **La debilidad** se debe a la presencia de venenos en el organismo. El paciente continúa debilitándose durante la cura y el ayuno hasta que todas las toxinas se han eliminado. Después, sin cambiar de régimen (y en los casos de ayuno completo, sin tomar ningún alimento), el paciente recupera fuerzas; incluso a veces puede aumentar de peso.

• **Duración del régimen exclusivo.** Si se pudiera quitar de la mente del paciente cualquier rastro de ansiedad, el procedimiento correcto sería continuar el régimen exclusivo de uva hasta que dejara de perder peso.

Observando los síntomas (temperatura, heces, erupciones cutáneas eventuales...) se puede comprobar cuándo se ha completado la purificación del organismo. En este momento (y esto puede llevar de dos semanas a dos meses) se recomienda pasar a la siguiente etapa.

En cada caso las reacciones son diferentes, por tanto, es imposible precisar de antemano la duración del régimen exclusivo. Pero se puede asegurar que la limpieza del tubo digestivo lleva su tiempo y que, hasta que no se ha realizado esta limpieza, no puede producirse ninguna mejora verdadera.

• Se necesitan entre siete y diez días de cura exclusiva de uva para liberar el estómago y los intestinos de todo lo que tienen acumulado.

• A menudo, durante este periodo, aparecen síntomas alarmantes. Son señales normales de la depuración que está haciendo el organismo. La naturaleza no hace nada a medias, ¡no reconstruye sobre unos malos cimientos! La purificación corporal ha de ser completa antes de que puedan formarse nuevos tejidos, y esta es la mejor explicación del notable adelgazamiento que se produce durante la cura de uva.

• **Por qué comer las pieles de la uva ecológica.** Las pieles, no solamente las de la uva, sino las peladuras de otras frutas de

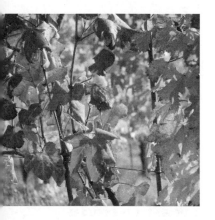

la agricultura ecológica, como manzanas o peras, contienen elementos de gran valor. Tirar la piel sería privar al organismo de sustancias necesarias para formar un cuerpo sano. Por otra parte, las pieles constituyen una masa que activa el peristaltismo del estómago y los intestinos.

Hasta que el organismo haya aprendido a utilizarlas hay que ser prudente con la ingestión de pieles y pepitas; si no se tiene la costumbre de comerlas, pueden acumularse en el tubo digestivo y provocar estreñimiento, por lo que en estos casos lo mejor es limitarse al principio al jugo y la pulpa, y más adelante comer algunas pieles masticándolas bien.

• **Funcionamiento del intestino.** A veces, los síntomas alarmantes que se dan durante la cura de uva están causados por venenos que la fruta ha activado y que se precipitan a la corriente sanguínea. Dichos síntomas pueden empeorar en caso de que la eliminación sea insuficiente, por lo que debemos insistir en la necesidad de mantener libres los intestinos mediante el uso de lavativas.

• **Gases.** Algunos pacientes se quejan también de que la cura de uva provoca una desagradable formación de gases. Si este síntoma aparece, habrá que dejar de comer la piel y las pepitas durante un tiempo, y si no mejora se aliviará mediante la irrigación del colon.

• **Irritación de la boca.** Puede ocurrir que, como consecuencia de la ingestión de uva, la boca se vuelva dolorosa, como lastimada; la uva no tiene este efecto si los tejidos bucales están sanos, y en cuanto el organismo se libre de las toxinas, esta irritación desaparecerá.

• **Otros síntomas.** A veces, al cabo de varias semanas de cura, las heces se vuelven muy oscuras, lo que es un síntoma temporal que no debe alarmar.

• **Prudencia.** Algunos pacientes pueden caer en errores en cuanto a la duración de la cura y la cantidad de uva ingerida. Hay que tener bien en cuenta que estos errores pueden disminuir el prestigio de este maravilloso recurso.para la salud.
El efecto de la uva consumida sola, sin ningún otro alimento, limpia el tubo digestivo y disuelve las toxinas acumuladas en el organismo. No es recomendable tomar remedios (excepto homeopatía) durante la cura.

Tercera etapa. Introducción de otras frutas crudas

Vivir indefinidamente de uva sería privar al organismo de elementos esenciales para la vida, por tanto, cuando estemos seguros de que ya ha hecho su efecto, destruyendo los tejidos enfermos y purificando la sangre, es necesario introducir con prudencia otros alimentos vivificantes.
La uva continúa siendo la base de la alimentación y se continúa tomando en la primera comida de la mañana, a las ocho horas, pero durante el día pueden ingerirse otras frutas crudas en su lugar: una rodaja de melón, una naranja, un pomelo, una manzana, un jugoso melocotón, fresas, albaricoques...
Es conveniente tomar uno o dos tipos de frutas por comida, pero diferentes en cada una. Al cabo de unos días se puede añadir un vaso de cuajada de leche, yogur o requesón, por

ejemplo, en la comida de la noche. Los pacientes a quienes no les guste la leche pueden tomar un plátano bien maduro o una fruta nutritiva.

Al cabo de una semana o diez días, una comida de cada dos debe ser diferente y consistir en diversas variedades de fruta y algún lácteo, por ejemplo:

8.00: Uva
10.00: Pera, plátano o melocotón
12.00: Uva
14.00: Yogur, suero de leche o requesón
16.00: Uva
18.00: Naranja, pomelo, ciruelas o albaricoques
20.00: Uva

En este momento, algunos pacientes tienen ganas de comer algo más sabroso. Se han cansado de la fruta dulce e, incluso, puede disgustarles comer uva debido a una sensación de saturación. En este caso, hay que dejar de lado esta fruta y tomar, cada tres horas, los otros alimentos indicados anteriormente. Se pueden incluir sin peligro uno o dos tomates bien maduros, cortados a rodajas, con un poco de aceite de oliva y zumo de limón.

¿Y después? El régimen crudo

Antes de pasar a comer de todo en un régimen mixto, conviene poner énfasis en una etapa a base de crudos. Comprende cualquier alimento que se pueda ingerir crudo: hortalizas crudas, ensaladas, fruta, nueces, dátiles, higos y otros frutos secos, mantequilla, requesón, queso tierno, cuajada, yogur, miel y aceite de oliva.

Empieza el día como de costumbre, con un vaso de agua fría y uva u otra fruta como desayuno, pero en lugar de fruta para almorzar, toma una ensalada de hortalizas crudas. Reduce el número de comidas, porque la asimilación de las verduras crudas requiere más tiempo y estaría contraindicado sobrecargar la digestión.

Verduras crudas y ensaladas.
Algunas personas se sorprenden al constatar que muchas verduras pueden comerse crudas: apio, tomate, pepino, lechuga, coliflor, hojas de col, zanahoria rallada, remolacha, cebolla finamente cortada, espinacas… incluso guisantes frescos, aunque siempre que sea posible, de cultivo ecológico.
Después de un ligero régimen de fruta, conviene no empezar demasiado deprisa con una gran variedad de verduras. Elige dos o tres, entre las indicadas, como base para la ensalada y añade zumo de limón y aceite de oliva. Prueba diferentes tipos

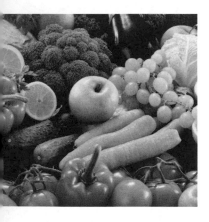

el día siguiente y observa la combinación de los diversos aromas. Y recuerda: preparar una ensalada es un arte y no hay dos ensaladas iguales.
La comida del mediodía será, ante todo, más sabrosa. Los enfermos que están acostumbrados a comer carne ya tendrán ganas de un alimento estimulante, así que podemos añadir a la ensalada más ingredientes: un puñado de nueces finamente picadas, queso rallado, una buena mayonesa hecha en casa con huevos frescos, zumo de limón y aceite de presión en frío. Espolvorear por encima de la ensalada un poco de germen de trigo o de levadura de cerveza siempre es una buena costumbre.
En resumen, conviene prestar mucha atención a lo que comemos, dado que es lo único sobre lo que todavía tenemos un control consciente y deliberado. Hemos de poder establecer, pues, los mejores alimentos y las combinaciones que nos convienen para vivir más y mejor.

El régimen mixto

Al volver a comer «de todo» a veces reaparecen las molestias y el paciente, más prudente gracias a esta experiencia, prefiere volver a la alimentación cruda. Pero si el mal no era grave y la cura es completa, se puede recurrir a este régimen mixto:

TRES COMIDAS AL DÍA

- Un desayuno de fruta, solamente de uno o dos tipos.
- Un almuerzo cocinado (la carne no forma parte de esta dieta).
- Una cena de ensalada.

Para el desayuno, come en abundancia frutas de temporada. Tómalo como una costumbre regular saludable y obsérvala estrictamente durante el resto de tu vida.

La ausencia de desayuno no afecta a la fruta. Era, y sigue siendo, una regla magnífica para las personas que comen demasiado y, especialmente, para las que tienen la costumbre de comer alimentos indigestos por la noche o comer tarde. Pero cuando la última comida se ha tomado pronto, hacia las siete de la tarde, y consiste en verdura o fruta cruda, el estómago de alguien que ha seguido antes la cura de uva está libre de acidez o acumulación.

Un desayuno de fruta es mejor que el ayuno, porque aporta al organismo materiales de desintoxicación y construcción, de ahí que valga la pena hacer esta importante primera comida de forma racional. Además, es perfectamente posible realizar un duro trabajo matinal después de una comida a base de fruta.

Comida cocinada

La comida cocinada puede ser una comida seca, sin caldo ni líquido de ninguna clase, o bien una sopa espesa que sea una comida en sí misma. Nada de ensalada ni de fruta, ya sea cocida o cruda.

La comida principal deberá consistir en verdura cocida al vapor. Después de la cura de la uva, empieza con un solo tipo de verdura. Y, si el resultado es bueno, come dos o tres tipos de verdura en la misma comida.

Nunca ingeriremos más de una especie de almidón, que puede ser el de los cereales, como avena, trigo candeal, arroz integral, patatas o pan integral, que puede acompañarse con mantequilla sin sal.

Disfruta de la comida. Si no eres vegetariano, permítete un pescado asado, hervido o escalfado, completado con una manzana al vapor, o bien prepárate un plato de tomates estofados, verduras con patatas al vapor y un huevo. O bien un puré cubierto con pan rallado y un poco de queso rallado para gratinar al horno. La coliflor, la col, la lechuga, las espinacas y la cebolla cocidas pueden prepararse deliciosamente de este modo.

Vale la pena preparar cuidadosamente nuestros platos, pues el placer de la vista tiene su importancia y sentarse a la mesa debe resultar una invitación agradable. Puedes preparar, para variar, espaguetis, mazorcas de maíz tierno u otros alimentos sabrosos que la naturaleza nos ofrece, con su variedad de sabores, colores y texturas. Observa los efectos de estas comidas y, ante los primeros síntomas de malestar, vuelve de nuevo al régimen.

RESUMEN DE LAS ETAPAS DE LA CURA DE UVAS

Primera etapa. Preparación importante para la cura: lavativas y ayuno.

Segunda etapa. Cura exclusiva de uva.

Tercera etapa. Introducción gradual de otras frutas crudas, tomates, cuajada, requesón o yogur.

Después. Régimen crudo y régimen mixto: crudos con introducción de alimentos cocidos.

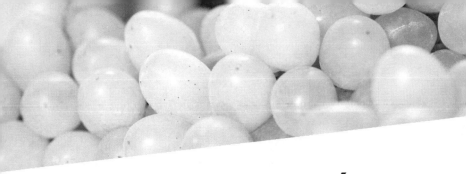

EL SECRETO DEL ÉXITO DE LA CURA DE UVAS

Es muy sencillo

La cura de la uva es tan simple que todos podemos practicarla en casa. Sólo en casos extremos, el paciente debe permanecer en cama durante la cura. Precisamente una de las grandes ventajas de este método es que nos permite cumplir con las obligaciones habituales. Pensemos en lo que esto significa para la mujer activa, el hombre de negocios, el estudiante o el trabajador. Muchos de ellos han hecho una cura exclusiva de uvas sin interrumpir su actividad. A veces, es bueno hacer esta cura solamente durante el fin de semana, después pasar por los tres estadios durante un tiempo equivalente y repetir este tratamiento de vez en cuando.

Un poder se añade a otro. Mediante la purificación de la sangre y la mejora general de la mente y del cuerpo que se producen, el individuo se vuelve poco a poco más resistente a las enfermedades.

Los microbios, las plagas y las epidemias pierden virulencia. La ausencia de temor reina en todas partes. Cualquier actitud mental puede cambiar. Lleno de esperanza, constructivo, optimista, el paciente intenta adaptar sus facultades a esta nueva psicología.

La calidad y purificación de la sangre

Algunos especialistas en medicina natural aseguran que «sólo hay una enfermedad, la enfermedad de la sangre». Para facilitar las cosas, clasificamos las enfermedades en enfermedades del músculo, orgánicas o constitucionales. En realidad, excepto los accidentes y las malformaciones, dependemos en gran parte, para nuestra vida y nuestra salud,

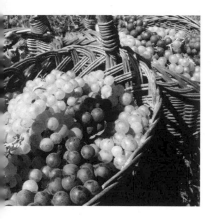

de la calidad de nuestra sangre. Nuestra sangre depende de lo que pensamos — mucho más de lo que podamos imaginar—, de lo que respiramos y finalmente de lo que comemos y bebemos. Obtener el control de estas cosas esenciales es gozar de forma segura de una salud perfecta.

Depuración. No hay nada más eficaz que la cura de la uva para purificar la sangre de las toxinas que causan el reumatismo o la gota. Los depósitos inorgánicos acumulados en las articulaciones aparentemente se disuelven y se expulsan en forma de diarreas o sudores aceitosos muy desagradables. Los dolores, agravados por la cura, pueden atenuarse mediante cataplasmas o compresas de jugo de uva.

Ansiedad durante el curso de la enfermedad

Mediante la cura de la uva, la enfermedad debería evolucionar en 4-6 semanas. El paciente puede perder peso en una medida que sería alarmante si no comprendiera el principio de la cura. Mientras se encuentre en el primer estadio de la cura, no hay que administrar al paciente, con la esperanza de que recupere peso, **ningún alimento que no sea uva**.

Cuando las toxinas se han eliminado efectivamente y el paciente ha llegado a un determinado grado de debilidad, en general se produce una espectacular mejoría. A veces, el enfermo cae en un sueño reparador del que despierta con una sensación de bienestar y extrañamente revitalizado. La mayoría de las veces, quiere comer.

Es el momento de mostrarse prudente. Durante uno o dos días más, el enfermo sólo debe tomar jugo de uva natural y sin azúcar, exprimido en casa o comprado en el comercio, a razón de un cuarto de litro ingerido lentamente cada dos horas; después se introducen otras frutas en el régimen y de siguen las pautas paso a paso ya explicadas.

En este periodo de agotamiento, justo antes de que la enfermedad ceda, se sitúa el punto crítico. Con demasiada frecuencia, se llega a pensar que el paciente va a morir por falta de alimento, pero no ocurre en absoluto.

Si el enfermo realmente sólo ha comido uva, se ha alimentado con uno de los alimentos mejores y más completos que existen, un alimento que sostendría durante meses a cualquier persona en plena actividad.

Los centros vitales —corazón, pulmones, cerebro— son alimentados por la uva en todo momento. **Cambiar de régimen en este momento lo comprometería todo**. Recuérdelo cuando se sienta tentado de dar otros alimentos o estimulantes al enfermo. Su única posibilidad de salvación es quizá la uva.

En casos extremos. Se sabe de curaciones extraordinarias de ciertos tipos de cáncer con la cura de uvas extrema; pues bien, ya sabemos el veredicto de los médicos: cáncer inoperable, ninguna esperanza. La ciencia no conoce nada que pueda salvar al enfermo con seguridad. Si se decide por la uva de uvas, ésta sera, por el momento, su única esperanza. Así que hasta que oiga hablar de otra cosa que supere a la uva, no permita que la visión desgarradora de la debilidad y la emaciación del enfermo le incite a proponerle otros alimentos. Correría el riesgo de aniquilar esta única posibilidad de curación. Más aún, darle de repente alimentación convencional a un paciente que esté siguiendo una cura de uvas puede ocasionarle muy graves trastornos de salud.

Dé una posibilidad a la cura de la uva durante unas semanas, no más, si no es capaz de obtener consejos juiciosos. Después pruebe otras frutas jugosas.

Duración de la cura en enfermedades severas

Algunas personas exageran la cura exclusiva con uvas. Parecen creer que deben continuarla hasta la desaparición completa de su tumor o de sus males.

La experiencia enseña que las cicatrices dejadas por un tumor maligno permanecen en los tejidos mucho tiempo después de que la cura de la uva haya dado sus frutos. Sólo el tiempo mostrará si estas cicatrices pueden desaparecer por completo. Esto es válido para cualquier daño causado al cuerpo, tanto si se trata de quemaduras, como de cortes o fracturas. Cuando la cura de la uva ha purificado al organismo, el estado general del paciente mejora constantemente a pesar de la presencia de endurecimientos, cicatrices u otros signos de los daños causados por el tumor.

Johanna Brandt cita su propio caso, cuando su organismo pudo eliminar las toxinas del cáncer y el propio cáncer desapareció. Entonces, los exámenes médicos revelaron que quedaban numerosas adherencias, como consecuencia del tumor maligno. Un médico emitió la opinión de que se necesitarían al menos siete años para que las adherencias se reabsorbieran. Por consiguiente, es inútil continuar la cura de la uva con la esperanza de hacer desaparecer por completo el tumor en unas semanas, o incluso en unos meses.

El tratamiento es largo, exige paciencia y perseverancia, pero el paciente se encuentra cada vez mejor y con frecuencia es capaz de realizar sus tareas diarias. No se puede esperar desprenderse en unas semanas de venenos acumulados en el organismo durante una vida entera.

Muchos pacientes que trabajan temen debilitarse y limitan la cura de la uva a dos o tres semanas. Después pasan a la segunda y la tercera etapa por periodos de igual duración. Si, al final de este tiempo, tienen la sensación de que no se han eliminado todas las toxinas, repiten el tratamiento. De esta manera, no tienen necesitad de dejar su trabajo. En cualquier caso, las condiciones de cada caso deben estudiarse con sumo cuidado y de forma personalizada.

La uva contiene muchos elementos necesarios para el mantenimiento de la vida y la salud, pero no los contiene todos. Continuar con un régimen exclusivo de uva más allá de una duración razonable sería privar al organismo de elementos indispensables para mantener su equilibrio.

¿Necesito una cura de uvas?

La pregunta se plantea con frecuencia. Sólo puede responder uno mismo. Lo mejor que se puede hacer es empezar la cura, ya que no puede hacer ningún daño. Pruébela durante una semana (o dos) y, al final de este periodo, sabrá mucho más sobre su estado.

El ser humano medio ha aprendido a considerar cualquier síntoma de enfermedad como un mal que debe suprimirse inmediatamente, pero este punto de vista está muy lejos de la verdad. La enfermedad es un mal, cierto, pero los síntomas de la enfermedad son procesos curativos que no hay que suprimir. Esto es así durante el ayuno y durante cualquier sistema curativo natural, pero en especial durante la cura de la uva.

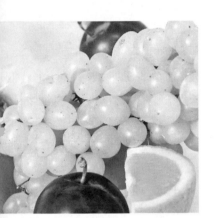

Las excrecencias, las úlceras, los abscesos y las masas fibrosas «parecen disolverse» debido a la potente acción bioquímica de la uva.

Las degeneraciones grasas, toda forma de materia mórbida, los tejidos enfermos, aparentemente reducidos a minúsculas partículas, se eliminan a la corriente sanguínea para ser conducidos a los órganos excretores. No es sorprendente que aparezcan complicaciones. Para una persona sin experiencia, es desconcertante constatar que aparecen nuevos síntomas extraños durante la cura. Por eso es muy conveniente que una persona experta le explique que las toxinas encerradas en su organismo durante años se liberan precisamente ahora y se encuentran en la sangre. Esto produce aumento de la temperatura, erupciones en la piel, violentos dolores de cabeza, crisis de náuseas y sudores súbitos.

La ansiedad del paciente debe calmarse; todos estos síntomas, eminentemente favorables, indican que se está produciendo el proceso de purificación en el interior del organismo. Su estado prueba solamente que todavía tiene bastante vitalidad para reaccionar al tratamiento. Su sistema excretor Ðintestinos, riñones, pulmones y pielÐ todavía está en buenas condiciones. Es una invitación a examinar de cerca sus heces, su orina, su transpiración… y a alegrarse de cualquier

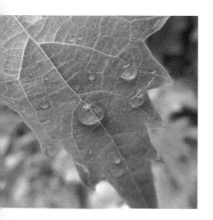

nueva evidencia de que la naturaleza todavía es capaz de eliminar las toxinas liberadas por la acción de la uva.

Este dolor y estos malestares son el signo de que la naturaleza está en acción, purificando el cuerpo.

Todo malestar nuevo o nuevo dolor durante la cura significa vida y actividad renovadas. Los nervios atrofiados durante años están siendo estimulados por la uva.

El dolor físico es la voz de la naturaleza, que nos advierte del peligro. Nos habla a través de los nervios, esos delicados, vigilantes e inteligentes guardianes del cuerpo humano.

El éxito de la cura depende también de la actitud mental, por lo tanto debe hacerse lo posible para informar al enfermo sobre este aspecto tan importante de la cura.

Podríamos dedicar un volumen entero a los destacados efectos de la uva sobre el sistema nervioso.

Crisis curativas

Nada mejor que la naturaleza para curar; nos curamos con su poder. Nadie puede renovar el oxígeno de los pulmones excepto uno mismo. La ignorancia de estas leyes naturales mantiene a las personas dependientes de la enfermedad.

Su médico se sorprenderá de las extrañas reacciones a la cura de la uva, reacciones que llamamos crisis curativas o crisis de desintoxicación. Es el momento de pedirle permiso para consultar con alguien que tenga experiencia en estos métodos. La propia cura de la uva es muy simple, pero en caso de enfermedad realmente grave, las primeras reacciones pueden ser alarmantes. No hay que tratar uno mismo sin los consejos de alguien experimentado, que conozca bien los prodigiosos efectos de la cura de uvas.

La uva es el único alimento que debe prescribirse en caso de congestión de las vías digestivas. Después de un ayuno de unos días, durante el cual el tubo digestivo se limpia y se prepara para el cambio de régimen, el jugo de uva parece actuar como un disolvente potente. Al mismo tiempo, las fuerzas del paciente se mantienen gracias a las propiedades nutritivas de la uva.

Cuando sólo se toman líquidos, tanto si es agua como jugo de fruta, las lavativas diarias son indispensables, de lo contrario, las toxinas que llegan a los intestinos con estos líquidos pueden reabsorberse a la sangre.

Saber interpretar

Así pues, los resultados de la cura de la uva son diferentes según los casos. Según el estado del paciente, los primeros efectos pueden ser desconcertantes o instantáneamente beneficiosos. Una persona con buena salud puede seguir la dieta de la uva sin inconvenientes, sin perder peso, continuando con su trabajo y sin debilitarse. Ocurre de forma diferente en caso de un enfermo. En un cuerpo enfermo, las complicaciones resultantes de la cura pueden estar directamente relacionadas con la gravedad de la enfermedad. En una enfermedad grave, se producen grandes reacciones. La experiencia ha demostrado que, si se ayuna y se aplican las lavativas prescritas, la violencia de las reacciones de la cura de la uva se atenúa sensiblemente.

Es pues la forma más perfecta de diagnóstico y la más natural. En este sentido, pienso en la prueba primitiva utilizada antaño para evaluar la temperatura del agua del baño del bebé: ¡si el bebé se pone rojo es que el agua está demasiado caliente, si se pone azul, es que está demasiado fría! ¡Pobre bebé! A veces, nos vemos inducidos a decir «¡pobre paciente!» cuando, gracias a la cura de la uva, las enfermedades latentes o los males adormecidos empiezan a manifestarse. Una persona aparentemente con buena salud puede empezar con gusto una cura de la uva únicamente para perder algunos kilos y, al cabo de unas semanas, ofrecer un espectáculo lamentable. Alguna afección profundamente oculta se ha liberado gracias a la cura de la uva. En estos casos, lo inteligente es continuar con la cura, pasando por las cuatro etapas, hasta que desaparezca cualquier rastro de alteración.

INDICACIONES Y CONTRAINDICACIONES DE LA MONODIETA DE LA UVA

Aparentemente, los regímenes en general y la cura de la uva en especial podrían parecer inofensivos y buenos para todos. En la práctica, hay que tener en cuenta que los regímenes, las dietas o el ayuno **sólo son beneficiosos para las personas en las que están indicados**. Muchos enfermos y sanos lo han experimentado por sí mismos. Con las dietas, se puede mejorar la salud… pero también podríamos empeorarla. Los regímenes «buenos para todo el mundo» no existen. Cada régimen, cada dieta, tiene sus propias características y, por consiguiente, sus indicaciones y sus contraindicaciones.

Cada enfermo tiene también sus propias particularidades orgánicas, su temperamento y sus trastornos mórbidos, que deberán imperativamente estar de acuerdo con las características de la dieta, si quiere sacar todos los beneficios que se pueden esperar.

La cura de uvas, en especial la monodieta de uva, tiene también sus indicaciones y sus contraindicaciones. Abordaremos en primer lugar las contraindicaciones, puesto que es importante conocerlas a fin de poder evitar una mala elección, **antes** de entrar en la cura.

Hay dos contraindicaciones principales. La primera es una sensibilidad orgánica demasiado elevada frente a los ácidos. La segunda es una falta de conocimiento del significado de las crisis curativas desencadenadas por la cura.

En efecto, durante la cura, tienen lugar diversas reacciones que conocemos como «crisis de desintoxicación». En un primer tiempo son beneficiosas, pero, a partir de cierto momento, pueden convertirse en destructivas para la salud. Por eso conviene conocerlas bien, porque las molestias lógicas de los primeros días de la cura no deben prolongarse en el tiempo; hay que saber reconocer dónde se sitúa el límite, para poder interrumpir la cura cuando llegue el momento.

La sensibilidad orgánica frente a los ácidos

Los alimentos contienen, en proporciones variables, sustancias ácidas y básicas (alcalinas). Los **alimentos ácidos** se identifican directamente por su sabor acidulado: pomelo, vinagre, yogur, etc. Otros, en cambio, los **alimentos acidificantes**, no tienen sabor ácido, pero acidifican el organismo debido a los ácidos que se producen durante su utilización, es decir, durante su digestión o la transformación que sufren en las células. Forman parte de los alimentos acidificantes: la carne, los cereales, el azúcar blanco, las leguminosas, las grasas, el café, el vino.

También existen alimentos que contienen principalmente sustancias básicas. Por esta razón, se les llama alimentos alcalinos: verdura, patatas, plátanos, almendras.

Por supuesto, cada uno de nosotros come tanto alimentos ácidos y acidificantes como alcalinizantes. Pero, según las proporciones en las que están representados los diferentes grupos de alimentos, el cuerpo tendrá tendencia a acidificarse... un poco, mucho o nada.

El pH de los alimentos y la salud

Para funcionar correctamente, el cuerpo humano debe tener un pH orgánico de alrededor de 7,4. El pH es el sistema de medida utilizado para determinar el grado de acidez y alcalinidad de un cuerpo o una sustancia. La escala de medida del pH va de 0 a 14. Cero es la acidez total y 14 la alcalinidad absoluta. El pH de 7,4 de la sangre es pues neutro o ligeramente alcalino. El pH orgánico es un equilibrio inestable que se modifica sin cesar a causa de una multitud de factores, entre ellos la alimentación, pero también el estrés, las carencias de vitaminas, la actividad física, la oxigenación de los tejidos, etc. La forma de vida tiene pues una gran importancia sobre el pH orgánico. El cuerpo no puede permitirse variaciones demasiado importantes de su pH, de lo contrario caería enfermo. En efecto, todos los fenómenos vitales que tienen lugar en el interior o el exterior de las células se realizan gracias a la actividad de las enzimas, cuyas posibilidades de acción están determinadas por el pH del medio en que se encuentran.

Dicho de otra forma, para cada enzima existe un pH ideal en el que puede realizar perfectamente su trabajo. Si este pH se modifica, su actividad se ve alterada, se hace más lenta e incluso puede interrumpirse en caso de variaciones demasiado importantes. La consecuencia natural es la enfermedad, por supuesto.

El cuerpo intenta pues constantemente mantener el pH orgánico más cercano al pH ideal. Para ello, dispone de varios medios. Los tres más importantes son los siguientes:

1) Neutralizar directamente los ácidos alimentarios con las bases aportadas por los mismos alimentos. En efecto, un ácido + una base da lugar a una sal neutra. Para ello, es necesario también que los elementos los contengan en cantidad suficiente. Por otra parte, sólo se neutralizan los ácidos que se encuentran en el tubo digestivo, pero no los que se producen más tarde, en el propio cuerpo, en las células.

2) Para los ácidos presentes en los tejidos, el cuerpo puede utilizar la **oxidación**. Al oxidar el ácido, el cuerpo lo trasforma en sustancias no ácidas y en residuos fácilmente eliminables, como el CO_2 (gas carbónico) y el agua, que el organismo elimina por los pulmones y los riñones, respectivamente.

3) El cuerpo dispone también de un sistema de defensa frente a los ácidos, llamado «poder tampón». Consiste en neutralizar los ácidos tamponándolos con bases minerales extraídas de los tejidos orgánicos (y no de los alimentos, como en el punto 1. Todos los tejidos orgánicos están afectados por estos procesos: tejido óseo, uñas, piel, líquidos celulares, etc. Por supuesto, los más solicitados son los tejidos ricos en minerales alcalinos (calcio, magnesio, potasio, hierro, zinc).

Nuestras defensas y las reservas

Este sistema de nuestras defensas no produce grandes daños si se utiliza con demasiada frecuencia, ni de manera demasiado importante. Pero si un día tras otro, y quizá varias veces al día, el cuerpo utiliza el sistema tampón, las reservas básicas del cuerpo disminuirán cada vez más.

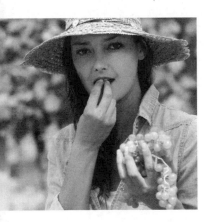

Evidentemente, la extracción de bases minerales no puede durar mucho tiempo sin que el cuerpo sufra, puesto que estos minerales básicos no proceden de reservas especialmente constituidas para este efecto, sino de los propios tejidos. Es decir, no se trata de captar de las reservas, sino de los tejidos. El resultado es una desmineralización del organismo. En un primer tiempo, ésta se manifiesta por trastornos benignos (un poco más de caída de cabello, fragilidad de la uñas, disminución de la fuerza, piel seca, grietas, caries dentales, aftas, ardor rectal y urinario, catarros y sinusitis crónicas, insomnio) y después por lesiones o trastornos cada vez más serios.

Entre las posibles consecuencias encontraremos: eczemas, trastornos pulmonares, depresiones nerviosas, reumatismo, ciática, neuralgia, irritabilidad y sensibilidad nerviosa excesiva, dolor de cabeza, hipotensión e insuficiencia del sistema inmunitario son algunas de las posibles consecuencias.

Dos temperamentos

Las personas de temperamento asténico, abierto, cálido y congestivo tienen, de manera general, una capacidad elevada de oxidar y tamponar los ácidos, así como buenas reservas minerales. En cambio, las personas de temperamento nervioso, retraído y frío oxidan mal los ácidos, los tamponan poco y disponen de pocas reservas minerales para hacerlo. De estos dos casos, el primero reacciona bien frente a los ácidos, los neutraliza fácilmente e incluso los transforma, gracias a sus potentes capacidades oxidativas, en sustancias básicas. Esto se manifiesta por una alcalinización de la orina después del consumo de alimentos ácidos, limones, por ejemplo.

El segundo grupo metaboliza mal los ácidos. En caso de aportes demasiado frecuentes o demasiado importantes, estas personas acumulan muchos ácidos, que dañan a los tejidos y los desmineralizan peligrosamente, porque los obligan constantemente a ceder sus bases. No son capaces de oxidar ácidos para transformarlos en bases. Su orina, contrariamente a los anteriores, se vuelve ácida cuando consumen alimentos ácidos.

Éste es el único riesgo de querer determinar las propiedades alcalinizantes o no de un alimento, basándose únicamente en el análisis de este alimento o solamente en el análisis de la orina, sin tener en cuenta las capacidades metabólicas frente a los ácidos del organismo·en el que penetra el alimento.

En efecto, si la uva se considera alcalinizante es porque los minerales básicos (potasio, sodio, calcio, magnesio, hiero) que contiene son cuantitativamente más importantes que los minerales ácidos (fósforo, azufre, cloro). Sin embargo, además de los minerales, la uva contiene ácidos que también deberán ser neutralizados y que no se tienen en cuenta en los cálculos. ¿Los minerales básicos serán suficientes para neutralizarlos? La prueba del pH urinario es la respuesta a esta pregunta. La base de esta prueba es que, si el cuerpo absorbe demasiadas bases o demasiados ácidos, los elimina por la orina.

Por consiguiente, si la orina se vuelve alcalina (pH superior a 7) después del consumo de un alimento, el cuerpo se supone que se ha remineralizado (en bases) por este aporte, puesto que puede permitirse eliminar sustancias alcalinas por la orina. En cambio, si la orina se vuelve ácida, es que el alimento acidifica (aporta demasiados ácidos), puesto que el cuerpo intenta librarse de ellos por la orina.

Dado que el **consumo de fruta generalmente da lugar a un pH urinario alcalino**, se ha declarado abusivamente que la fruta es alcalinizante. Abusivamente porque el pH urinario sólo indica el pH de la orina y no el del cuerpo. La orina puede ser alcalina después del consumo de alimentos ácidos por dos razones. Bien porque los ácidos se han oxidado y han liberado numerosas bases, o bien porque el cuerpo cede bases para neutralizar los ácidos. En el primer caso, el excedente de bases, que se traduce por un pH alcalino, es saludable, porque corresponde a una ganancia real de bases. En el segundo caso, la presencia de bases en la orina traduce una pérdida de bases procedentes de los tejidos, bases que han servido para neutralizar el exceso de ácidos no oxidados. En el primer caso, existe ganancia, remineralización, aumento de la salud. En el segundo, hay pérdida, desmineralización, disminución de la salud.

Las personas sensibles a los ácidos, en las que la monodieta de la uva está contraindicada, forman parte del segundo grupo. Para ellas, es especialmente peligroso practicar una cura de la uva, porque se desmineralizan. En efecto, la uva, como todas las frutas, contiene ácidos. Es cierto que no tiene numerosos ácidos en comparación con otras frutas, pero los tiene en cantidades que se vuelven rápida e inevitablemente importantes, puesto que este alimento es el único que se consume a lo largo de la monodieta.

EN RESUMEN. LA SENSIBILIDAD A LOS ÁCIDOS

¿Le conviene la cura de uvas?

No es sensible a los ácidos: la cura de uvas le será favorable:
- Es una persona abierta, rojiza, congestiva, resistente al frío y al esfuerzo
- No padece trastornos de acidificación
- Su pH urinario es normal: 7 o más
- Un consumo generoso de fruta le alcaliniza la orina, aumenta su vitalidad y hace desaparecer sus trastornos

Es sensible a los ácidos: la cura de uvas está contraindicada:
• Es de tipo retraído, más bien delgado, pálido, friolero, se cansa rápidamente
• Padece o ha padecido diversos trastornos de acidificación
• Su pH urinario es ácido: 6,5 o menos
• Padecen trastornos de acidificación
• Un consumo generoso de fruta le acidifica la orina, disminuye su vitalidad y no soluciona los trastornos

¿Qué ocurre durante la dieta?

Aunque lo normal es oír hablar de las extraordinarias virtudes de la cura de uvas y muchas personas ensalzan sus beneficios para recuperar la salud, hay casos de personas sensibles a los ácidos que, por desconocimiento, se han podido encontrar con trastornos y consecuencias no deseadas. Hay que tener en cuenta que la cura de uvas desencadena normalmente la conocida crisis de desintoxicación con la que el organismo se depura y regenera.

Tomemos un ejemplo cualquiera, el señor X.

Fase 1. El señor X come demasiado y hace poco ejercicio físico. Quema mal lo que come y sobrecarga su organismo de toxinas. Su fuerza vital no es suficiente para hacer frente al exceso de trabajo que necesita su modo de vida. Surgen enfermedades de sobrecarga: dolor de cabeza, catarros de las vías respiratorias, dolores artríticos.

Fase 2. Consciente de su situación y de los problemas de salud que se desprenden de ella, el señor X inicia una dieta. La importante disminución de aportes y, por consiguiente, la disminución del trabajo orgánico que requiere la digestión alimentaria hacen que, de pronto, la fuerza vital del señor X se vuelva superior al trabajo al que debe enfrentarse.
En realidad, las fuerzas siguen siendo las mismas. Parecen más grandes porque el trabajo a realizar ha disminuido. Por supuesto, los órganos encargados de la eliminación serán los

primeros beneficiados de este aumento de fuerzas y, por consiguiente, aumentarán su actividad.

Durante la limpieza orgánica más intensa que se produce, se desencadenarán **crisis de limpieza**, que se deben o bien a la activación de las excreciones, o bien a aumentos bruscos de las toxinas profundas del organismo. Estas últimas, al presentarse con demasiada rapidez y abundancia ante los emuntorios, provocan periodos de crisis a veces espectaculares. Pero

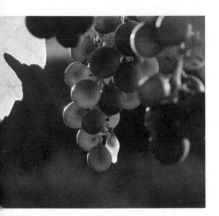

la fuerza vital es elevada y las toxinas podrán eliminarse al exterior del cuerpo a pesar del obstáculo que representan los emuntorios momentáneamente desbordados.

Fase 3. En esta tercera fase, la dieta se ha seguido ya desde hace cierto tiempo y ha permitido eliminar la mayoría de residuos. El cuerpo se ha desembarazado y librado de sus toxinas. Los trastornos mórbidos han desaparecido gracias a la limpieza que ha provocado la cura. El aporte de sustancias nutritivas que aporta la dieta, o las reservas orgánicas si se trata de un ayuno, bastan para hacer frente a las actividades ahora reducidas del cuerpo (hay poco trabajo digestivo y eliminatorio que hacer).

El señor X siente ahora un magnífico bienestar. Se siente ligero, en plena forma, con las ideas claras. En efecto, las fuerzas vitales y la dieta se equilibran perfectamente con las necesidades orgánicas.

Fase 4. Si el señor X continuase con la dieta, las reservas nutritivas (en los ayunos) o los aportes alimentarios (en las dietas) se volverán insuficientes a la larga para permitir que los órganos trabajen normalmente. La ralentización orgánica resultante provocará un aumento de la producción de residuos, puesto que los alimentos se transforman y se eliminan mal, y las toxinas procedentes de la actividad celular empezarán a superar la capacidad eliminatoria restringida de la fuerza vital.

Antes que todo eso suceda, hay que dar por terminada la cura y —sobre todo: ¡paulatinamente!— paso a paso, según explicamos en el libro, retornar a la alimentación habitual. De lo contrario, si se insiste en querer depurar más, la acumulación de residuos provocará la aparición de nuevos trastornos (que se manifestarán de manera similar a los de las fases 1 y 2), puesto que la situación es, en realidad, la misma: el cuerpo se llena de residuos.

Si la cura no se interrumpe, el cuerpo, privado por la dieta de sustancias nutritivas que le son indispensables (vitaminas, oligoelementos, minerales, aminoácidos, etc.), termina por sufrir carencias.

Cuándo son beneficiosas las crisis curativas

Las crisis beneficiosas tienen lugar durante la **fase 2**, es decir, cuando la fuerza vital es importante y trabaja activamente para limpiar el organismo. Son intensas, pero generalmente de corta duración: de unas horas a uno o dos días. Suelen tener el aspecto de trastornos que el enfermo ya ha sufrido en el pasado. En realidad, estas crisis curativas no son más que la continuación de los esfuerzos incompletos del cuerpo para desembarazarse de las toxinas que se acumulan en su terreno. Esfuerzos incompletos por falta de fuerza vital, o porque han sido ahogadas por medicamentos sintomáticos.

Las crisis curativas son deseadas por el organismo para desembarazarse del exceso de toxinas. Aunque resulten desagradables para el que las padece, su carácter beneficioso se demuestra por el hecho de que, después de la crisis, el enfermo se siente mucho mejor.

Pueden sucederse diversas crisis curativas —entrecortadas por periodos más tranquilos— y adquirir formas diferentes (dolor de cabeza, erupción cutánea, pesadez, cansancio o reactivaciones de antiguos trastornos), a medida que las capas de toxinas «se desprenden» de los planos profundos y suben a la superficie.

El estado de bienestar

Cuando la mayoría de residuos se ha eliminado, se instaura un periodo de bienestar (**Fase 3**), que es la expresión de un equilibrio de las diferentes fuerzas presentes. **En este estadio puede darse el error de considerar que se trata del estado de equilibrio de salud a mantener de forma permanente**. En realidad, no solamente este estado no es de equilibrio de salud, sino que tampoco puede mantenerse durante mucho tiempo. En efecto, es el resultado (óptimo, magnífico) de la dieta elegida; es un un gran recurso pero no una forma de alimentación normal que puede practicarse durante años. Es sólo el resultado de una buena elección, la de una **dieta terapéutica**, restrictiva, que, justamente a causa de su carácter terapéutico y restrictivo, **no puede y no debe continuarse indefinidamente**.

Crisis curativas destructivas

Cuando la persona que sigue la cura llega al estadio 3 del bienestar, ha agotado por esta vez los efectos de la dieta elegida. Debería imperativamente interrumpir su dieta para **regresar progresivamente** a la forma de alimentación normal, equilibrada, es decir, adaptada a largo plazo a sus capacidades orgánicas. De esta forma, abandona el terreno de la terapéutica para entrar en el de la higiene.

Por desgracia, a menudo, con la ilusión de que el régimen efectuado debe ser su modo de alimentación óptimo, puesto que se siente bien, continúa la dieta.

Sin embargo, justamente porque se trata de una dieta y, por consiguiente, faltan numerosos alimentos y sustancias nutritivas, su organismo funcionará mal e intentará de nuevo sentirse bien perseverando en la dieta, o incluso aumentando la restricciones, a fin de alcanzar el bienestar perdido.

La ralentización de las funciones orgánicas debida a las carencias y a la disminución de la fuerza vital impide que los órganos realicen su trabajo. El resultado es, una vez más, una mala degradación de las sustancias nutritivas y una mala eliminación.

Los residuos, cada vez más numerosos, se producen a causa de la debilidad metabólica. El terreno vuelve a acumular residuos, la sangre se espesa, los órganos se congestionan y vuelven a aparecer los trastornos por sobrecarga. La persona que realiza la cura, observando las cosas desde su punto de vista erróneo, se alegra de la aparición de estos síntomas, porque cree que se trata de las crisis curativas que la primera vez le resultaron tan beneficiosas. ¡Pero no se trata de crisis curativas como las que se producen en el estadio 2, sino de trastornos de salud por exceso de residuos, como en el estadio 1! Por lo tanto, es erróneo llamarlas crisis curativas, porque no son el resultado de esfuerzos intensos de la fuerza vital por desembarazarse de las toxinas —la fuerza vital justamente ha disminuido—, sino el resultado de una acumulación de toxinas que supera la capacidad de eliminación del cuerpo.

No son curativas, sino destructivas. Por otra parte, sus características son opuestas a las del estadio 2. Las manifestaciones de esta acumulación de toxinas no son cortas e intensas, sino más bien débiles y de larga duración. Duran en el tiempo y empeorarán si la cura continúa.

• **Las crisis curativas beneficiosas** son cortas y van seguidas de una mejora de los trastornos y de un bienestar general. La cura puede continuar.

• **Las crisis curativas perjudiciales** o «falsas» crisis curativas se repiten o son duraderas. Dan lugar a una disminución de la vitalidad y no van seguidas de una mejora de los trastornos. Debe interrumpirse la cura.

¿Hasta cuándo hay que continuar la dieta?

El problema de la duración de la dieta es tanto más complejo cuanto que, según la cura elegida, algunas personas pueden encontrarse directamente en una fase de intoxicación por desvitalización o incluso por carencias. Ocurre cuando un enfermo desvitalizado y con carencias se lanza a una cura demasiado estricta y demasiado restrictiva. El escaso aporte nutritivo, o la ausencia de aporte nutritivo si se trata de un ayuno, hipoteca sus escasos recursos y pronto —con rapidez— llega al estado de desnutrición, incapaz de reaccionar y de efectuar los trabajos orgánicos.

Para las personas que metabolizan mal los ácidos, las curas de frutas (limón, uva… o régimen frugívoro) tienen el mismo efecto. Los precipitan directamente en las fases de desvitalización y desnutrición.

En los dos casos citados, la cuestión no es «¿cuándo debo parar la dieta?», sino «¿qué dieta o qué régimen debo elegir?». En efecto, estas personas no habrían tenido que empezar una dieta restrictiva, sino que habrían tenido que optar directamente por un régimen revitalizante, es decir, una forma de alimentación rica y equilibrada en sustancias vitales, para recuperar sus fuerzas y colmar sus carencias. Paradójicamente, incluso habrían podido desembarazarse de gran parte de sus toxinas con esta dieta revitalizante, puesto que su organismo funcionaría mejor y podría degradar y eliminar los residuos acumulados. Esto tiene una explicación lógica: **las vísceras pueden ser ineficaces —y el terreno sobrecargarse— tanto por estrés y sobrealimentación como por desvitalización y carencias**.

Por desgracia, **no hay reglas absolutas** que permitan definir con certeza si una persona sufre una crisis curativa en fase o estadio 2, y por lo tanto puede continuar la cura, o si ha llegado a una fase de falsas crisis curativas.

Para solucionar el problema de la duración de las dietas, hay que tener en cuenta no solamente la propia dieta, sino también el modo de vida de cada persona, su manera de alimentarse antes de la cura, sus enfermedades pasadas, así como sus debilidades orgánicas. Sólo de esta manera es posible saber su grado de intoxicación y qué potencial vital tiene a su disposición para realizar el trabajo de eliminación. Siguiéndolo, observándolo durante la cura, se puede determinar en qué fase se encuentra.

Si, a pesar de todo, las dudas persisten, no hay que dudar en hacer simplemente lo contrario de la dieta, es decir, reinstaurar paulatinamente la alimentación normal, a fin de observar cómo evolucionan las cosas. Las crisis desaparecerán, recuperará su vitalidad y mejorará su estado general. Pero por el contrario, si el enfermo está todavía en fase 2 de verdadera crisis de eliminación, la vuelta a la alimentación no aportará ningún alivio. Entonces podrá continuar con la dieta.

Los peligros que representan las curas mal realizadas no deben hacer renunciar a practicar las dietas en general y la

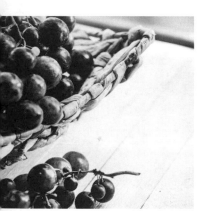

cura de la uva en particular. En cambio deberían moverlos a emprenderlas sólo con conocimiento de causa. Demasiadas curaciones maravillosas se han obtenido debido a un abandono de procedimientos curativos tan beneficiosos.

En nuestros días, cada vez se oyen más recomendaciones que alertan contra esta voluntad de querer mantener la severidad de las dietas hasta la obtención de la curación. ¿A qué se debe?

No se trata de ignorancia de los procesos curativos, sino de la gran diferencia que existe entre las capacidades orgánicas del ser humano actual y las de principios de siglo, y esto a varios niveles.

En nuestros días, cada vez se encuentran menos «fuerzas de la naturaleza», esos seres de físico fuerte y resistente, capaces de superar todas las pruebas sin demasiados daños. El sedentarismo y la sobrealimentación que caracterizan nuestra época han vuelvo al cuerpo perezoso, débil y poco resistente. Cuando debe enfrentarse a una dieta, sus escasas fuerzas vitales a menudo son insuficientes para llevar a buen puerto los trabajos de autolisis y de eliminación que le impone la dieta.

Por otra parte, demasiado a menudo la alimentación moderna es pobre en vitaminas, oligoelementos y otras sustancias valiosas, a causa de los múltiples procedimientos de refinado que sufren los alimentos. Las carencias que resultan inevitablemente disminuyen, en los tejidos, la presencia de sustancias como las vitaminas que, justamente, condicionan los procesos de autolisis estimulando la actividad enzimática. Al disminuir las reservas, **los límites de las posibilidades de autolisis se alcanzan con mayor rapidez**.

Otro punto a considerar es el grado de contaminación «química» al que estámos sometidos hoy en día. Contaminación del aire, del agua, del suelo; insecticidas, pesticidas, herbicidas, fungicidas, agentes conservantes, colorantes, antioxidantes, medicamentos farmacéuticos… contribuyen, todos ellos, a crear una intoxicación de un tipo nuevo. En efecto, muchas de estas sustancias son sintéticas, es decir, creadas artificialmente en el laboratorio y totalmente nuevas. Nuestro cuerpo las desconoce y tiene muchas dificultades para integrarlas en sus circuitos biológicos.

Estas sustancias pueden ser rebeldes a la acción de las enzimas y alterar así considerablemente las acciones bioquímicas normales del organismo, como las de autolisis. A esta actividad dañina de bloqueo, también llamada «barrera» en homeopatía, se añade otro tipo de bloqueo; se ha descubierto que numerosos «contaminantes químicos», metales u otros, tienen una acción «antivitamínica» o una acción de quelación (captura y eliminación) de los oligoelementos. En otras palabras, estas sustancias bloquean y neutralizan la actividad de las vitaminas y los oligoelementos. En estas condiciones, ¿cómo puede desarrollarse normalmente la autolisis, sin problemas?

Estos obstáculos no imposibilitan las dietas, pero las hacen más difíciles de manejar. La falta de recursos orgánicos obliga a acortar la duración de las curas y a repetirlas en el tiempo. Sin embargo, pueden obtenerse resultados muy beneficiosos por este medio.

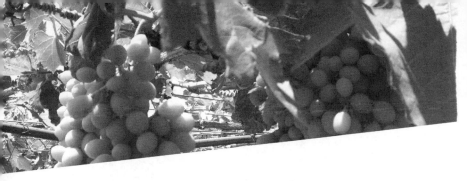

LOS COMPLEMENTOS DE LA CURA DE UVAS

SIETE GRANDES «DOCTORES» DE LA NATURALEZA:

1. **Ayuno**
2. **Aire** (la sobrerrespiración)
3. **Agua** (el agua fría, la cura del hielo, la purificación)
4. El **sol**
5. **Ejercicio** (la corrección de la columna vertebral, el masaje)
6. La **alimentación**
7. El **pensamiento** y su poder.

Hemos visto ya en el libro el apartado sobre el ayuno y, brevemente, algunos apuntes sobre alimentación. Los temas de mente y pensamiento aparecen al final, pero no son menos importantes.

2. Aire

Sólo nosotros mismos podemos renovar el oxígeno de nuestros pulmones. Por eso respirar bien es esencial. Sin embargo, el aparato respiratorio no es el único que está en juego; la superficie del cuerpo está cubierta de millones de pulmones minúsculos, los poros. Hay que conocer el efecto mágico de la aireación del cuerpo, el uso del cepillo de fricción para estimular los poros y librarlos de la acumulación de sustancias inorgánicas.

Individualmente, tenemos poco control sobre el aire que respiramos, pero todos los seres humanos somos responsables del estado viciado de la atmósfera por la que la sangre se envenena. Mientras no se promulgue ningún decreto para purificar el aire de los humos, los gases tóxicos, y emanaciones nocivas como la nicotina, nuestros cuerpos sufrirán. La purificación periódica de los pulmones mediante la cura de la uva es pues muy recomendable.

3. Agua

Sería imposible ayunar durante mucho tiempo sin utilizar abundante agua, tanto por dentro como por fuera. El agua de lluvia es, sin ninguna duda, la mejor. El agua destilada puede utilizarse como bebida durante unas semanas, pero no es aconsejable utilizarla de manera regular, porque privaría al organismo de ciertas sales minerales.

¿Cuánto hay que beber? Se puede beber tanta como quiera la persona que ayuna, durante o entre las comidas de uva.
En general, el jugo contenido en la uva es suficiente. Al principio de la cura, el enfermo a menudo tiene sed. La naturaleza exige abundantes cantidades de agua para lavar el organismo. Cuando las toxinas se han eliminado, esta necesidad disminuye. Beber demasiado puede sobrecargar los riñones. Abluciones, compresas, lociones, baños, envolturas húmedas, baños de mar y cura de hielo forman parte de este tratamiento natural. Utilice ampliamente estos medios y repítase que presta tanta atención a su cuerpo para su bienestar general.

Armonía. Según el principio de la armonía, en un organismo que intenta expulsar sus toxinas, no hay que introducir otros venenos inorgánicos. Sería esforzarse por apagar el fuego vertiendo aceite con una mano mientras se echa agua con la otra.

Poros. Los millones de poros de la superficie de la piel tienen múltiples funciones; no sólo excretan residuos orgánicos, sino que también tienen la capacidad de absorber otras esencias. Los cuidados de la piel son de la mayor importancia en tratamientos como los del cáncer, porque los poros son los órganos accesorios de la respiración. Es decir que,

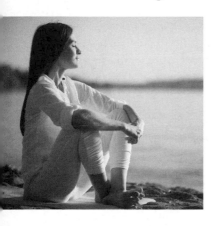

en lugar de tener sólo dos pulmones, poseemos millones y, en el caso de un cáncer interno, cuando la respiración está seriamente restringida, debemos poder fiarnos ampliamente del libre juego de nuestros poros para poder aprovisionarnos de oxígeno.

Uso del cepillo exfoliante. La piel de una persona sana se libra de las células muertas sin ningún artificio, pero en un cuerpo enfermo, los poros están obstruidos por los residuos. El cuerpo entero del paciente debería pues friccionarse con el cepillo por la mañana y por la noche.

Es posible conseguir cepillos especiales en todas las farmacias y en algunas herbodietéticas.

Sin embargo, expulsar las toxinas no basta. Hay que procurar no dejar que penetren en el organismo, porque hay otras maneras de intoxicarse diferentes de la vía bucal.

Las envolturas, compresas y cataplasmas impregnados de jugo de uva diluido (ver capítulo 10) también son recomendables. Son muchos los pacientes que actualmente pueden hablar de los beneficiosos efectos de estos procedimientos.

4. El sol

Los baños de sol se combinan con estos métodos. Por los poros abiertos por el agua, las emanaciones vitales del sol penetran en el organismo. Atención, no hay que exponerse durante mucho tiempo, ni demasiado rápidamente.

El sol de la mañana es el mejor. No conviene exponerse con la cabeza destapada. Evitar los golpes de sol. Para que sea saludable, el baño de sol debe tomarse progresivamente, a fin de que la piel se pigmente de forma natural. Para tomar baños de sol prolongados, hay que esperar que la piel esté uniformemente bronceada.

5. Ejercicio

En las curas de uvas, toda forma de ejercicio físico moderado es buena. Y si bien es cierto que la cura de la uva, el ayuno y el régimen de fruta hacen verdaderos milagros, no es menos cierto que el secreto del bienestar físico perfecto depende del estado de la columna vertebral.

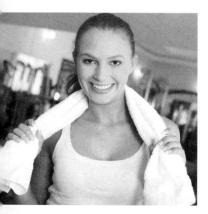

La columna vertebral. Las vértebras han de estar bien separadas unas de otras por almohadillas de cartílago firme, para permitir el libre aflujo de la sangre, el fluido nervioso y las demás esencias vitales desde el generador de vida, es decir, el cerebro, hacia todas las partes del cuerpo.

No debe existir ninguna curvatura demasiado pronunciada de la región lumbar, la espina dorsal debe estar recta, sin rigidez; debe ser flexible y blanda.

El peso del cuerpo debe descansar sobre la pelvis y mantenerse en su lugar por los músculos internos. Así pues, la pelvis se inclina hacia delante y se endereza, se elevan las costillas, se ensancha la caja torácica, se entra el abdomen y se rectifica esta peligrosa curvatura en la región lumbar, cuya presión sobre los órganos internos los desplaza, los subalimenta y los atrofia.

Una persona cuya pelvis se desplaza no puede ni respirar ni moverse correctamente. Todo movimiento se convierte en un esfuerzo. Llevar tacones altos es una de las causas de deformación de la pelvis en la mujer.

La pelvis. ¿Cómo corregir esta posición incorrecta y el desplazamiento de la pelvis? Numerosos institutos de cultura física enseñan los ejercicios que hay que hacer. Además, quiroprácticos y osteópatas competentes, mediante una diestra manipulación de la espina dorsal, ajustan las vértebras, relajando así la presión ejercida sobre los nervios.

También se obtiene la extensión de la espina dorsal y su corrección mediante la suspensión, basada en la ley de la gravitación universal.

Todos estos ejercicios deben hacerse bajo el control de personas competentes, en institutos especializados.

No obstante, hay que recordar que, para tener una salud perfecta, es necesario colocarse correctamente y controlar el estado de la espina dorsal.

El pensamiento y su poder

En un plano material, los seres humanos necesitamos medios materiales para la expresión de los poderes de la mente y el pensamiento. La purificación del cuerpo actúa directamente sobre la mente y ésta, a su vez, tiene influencia sobre los hábitos del cuerpo. La mente es lo que se cura. La mente opera por magnetismo. Y para entrar en contacto con las fuerzas de la mente, nos purificamos y reforzamos así nuestro magnetismo personal.

La mejor manera de hacerlo es recurrir a los grandes doctores de la naturaleza que relacionamos en este capítulo.

Es un tratamiento basado en el simple sentido común, un tratamiento armonioso.

Querer cambiar a los demás suele ser siempre ineficaz. ¡Debemos empezar por nosotros mismos!

Y TAMBIÉN...
UN COMPLEMENTO QUE SUELE AYUDAR

Las lavativas

Johanna Brandt recomienda intensamente ponerse lavativas cada día de ayuno a lo largo de la monodieta de uvas. El interés de las lavativas se comprende rápidamente cuando se adquieren algunas nociones sobre el funcionamiento y el papel del intestino. El intestino se divide en dos partes principales:

• El intestino delgado, de 4 metros de largo, con un diámetro de unos 3 centímetros,
• El intestino grueso o colon, de 1,5 metros de largo, con un diámetro que varía entre 5 y 8 centímetros.

El intestino delgado empieza a la salida del estómago y termina en la parte inferior izquierda del abdomen, donde desemboca el colon, cuya parte terminal es el ano.
La digestión de los alimentos tiene lugar en el intestino delga-

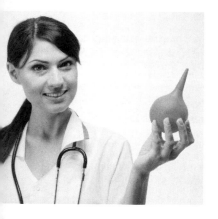

do, gracias a los jugos digestivos segregados por el propio intestino, pero también gracias a las secreciones del hígado y del páncreas. Durante las digestiones, los alimentos se dividen en partículas pequeñas, que después se absorben por las paredes intestinales.

Las paredes intestinales están formadas por una sola capa de células extremadamente finas, detrás de las cuales se encuentran los capilares sanguíneos. Al atravesar la pared intestinal, los nutrientes penetran en la corriente sanguínea y son conducidos al hígado por la vena porta. Allí, según los casos, el hígado los utilizará tal cual, los transformará o los combinará con otras sustancias.

A pesar de su fineza, la mucosa intestinal actúa como un filtro inteligente, que sólo deja pasar entre sus mallas las sustancias útiles para el cuerpo. Pero esto sólo es cierto si la mucosa no está dañada. Por desgracia, puede estarlo por múltiples razones muy corrientes. Si las paredes están lesionadas, el intestino deja pasar a la sangre numerosos residuos y venenos. Por supuesto, el hígado tiene capacidad para neutralizar y eliminar las toxinas que le llegan, pero esta capacidad se agota si la autointoxicación se prolonga en el tiempo.

Superado por las oleadas de toxinas que le llegan sin cesar, el hígado termina por no poder hacerles frente y las deja penetrar en el organismo sin neutralizarlas. La intoxicación de la sangre y los tejidos orgánicos que resulta es, como hemos visto, la fuente de las enfermedades. Por eso numerosos terapeutas afirman que «la enfermedad empieza en el intestino». Hay muchas razones que hacen que las paredes intestinales se vuelvan porosas y dejen de filtrar correctamente:

1) Cuando los alimentos que comemos son irritantes en sí mismos: alcohol, exceso de teína, cafeína, especias, azúcares, ácidos, etc. También es posible que los alimentos contengan sustancias químicas irritantes, como los conservantes, colorantes, insecticidas, pesticidas o productos de la contaminación. Igualmente los medicamentos y las drogas pueden tener un efecto perjudicial sobre las mucosas;

2) Las malas digestiones también producen degeneración de las paredes intestinales, porque las fermentaciones y las putrefacciones del bolo alimenticio dan lugar a numerosas sustancias especialmente agresivas: indoles, escatoles…

3) El estreñimiento, al mantener las materias fecales demasiado tiempo en el intestino, prolonga la duración del contacto de las mucosas con los residuos y las toxinas. En caso de estreñimiento crónico, las materias terminan por pegarse a las paredes en capas gruesas de varios centímetros (3-4 cm) y duras (como neumáticos). Estos depósitos molestan e irritan permanentemente las mucosas intestinales;

4) Una mala alimentación, la sobrealimentación, así como una eliminación intestinal insuficiente provocan cambios en las características del medio intestinal y, por ello, cambios en la flora intestinal. Normalmente, ésta se compone de microorganismos útiles al cuerpo por sus actividades beneficiosas para la digestión. No obstante, estos microorganismos se transforman en gérmenes patógenos cuando el medio intestinal degenera.

El contenido intestinal puede también transformarse en una masa de materias en putrefacción y fermentación, llena de gérmenes e impregnada de venenos y toxinas. ¡Y toda esta masa se encuentra separada de nuestro medio interior por una fina mucosa de sólo 25 a 30 milésimas de milímetro! Evidentemente, esta masa de venenos y residuos debe imperativamente eliminarse del organismo si se quiere obtener una curación. Las curas contra los síntomas pueden aliviar, pero no atacan la raíz del problema; las enfermedades pueden automantenerse únicamente a causa del estado deplorable de los intestinos.

Las lavativas permiten justamente remediar esta situación, desembarazando y lavando los intestinos de todos sus residuos. El principio de las lavativas es introducir agua en el intestino para licuar las materias fecales, a fin de facilitar su eliminación. El agua diluye las materias, arranca las costras pegadas a las paredes y se lleva las toxinas con ellas hacia el exterior del cuerpo.

Las lavativas son una copia del sistema de defensa natural que utiliza el cuerpo para desembarazarse de los microbios o los venenos, la diarrea. Si las eliminaciones intestinales se hacen tan bien y de forma tan completa en la diarrea, es a causa de la licuefacción del contenido intestinal.

Las lavativas deben repetirse en el tiempo si se quiere realizar una limpieza en profundidad. En efecto, no hay que olvidar que los intestinos no son un tubo ordinario con paredes lisas, sino un tubo con numerosos repliegues (las vellosidades intestinales), en las que pueden esconderse numerosos residuos. Al repetir el paso de agua por estos repliegues se eliminarán los residuos.

En la práctica, es fácil constatar hasta qué punto el «vaciado» de los intestinos puede modificar el curso de la enfermedad. Las lavativas actúan como un golpe de embrague; la fiebre cae, los dolores disminuyen y los trastornos se atenúan. De esta manera, el enfermo puede dedicar sus fuerzas a otros trabajos, sus fuerzas orgánicas hasta el momento ocupadas en intentar protegerse de las consecuencias perjudiciales de este intestino lleno de residuos.

La ventaja de las lavativas es que producen rápidamente el vaciado del intestino, que el organismo enfermo no consigue efectuar. Al actuar sobre la fuente principal de producción de residuos, las lavativas contribuyen mucho y de manera simple a favorecer el proceso de curación.

Otra ventaja de las lavativas es liberar a las mucosas intestinales de las costras y los residuos, y permitir así que el proceso de desasimilación intestinal se ponga en marcha de manera eficaz. En efecto, numerosos residuos estancados en los tejidos de alrededor de los intestinos pueden atravesar la mucosa intestinal para entrar en el intestino, y de allí eliminarse con las heces. Este proceso de desasimilación de los residuos, que tiene lugar en toda la extensión de las mucosas, sólo es visible en la lengua. La lengua blanca y la boca pastosa son la expresión de esta eliminación.

Beneficios de las lavativas

En pocas palabras, el principio de las lavativas es introducir agua en el intestino para licuar las materias fecales a fin de facilitar su eliminación. Entre sus múltiples beneficios:

• Liberan a los intestinos de una masa de residuos estancados,
• Evitan las fermentaciones y putrefacciones,
• Impiden la formación de depósitos de materias en forma de costras en las paredes intestinales,
• Desembarazan a los intestinos de venenos irritantes y agresivos para las mucosas,
• Favorecen la asimilación de los nutrientes y la desasimilación de las toxinas por las mucosas intestinales.

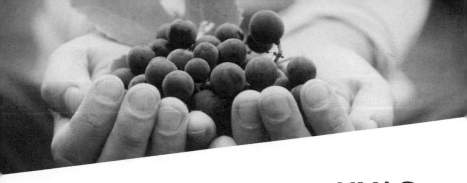

UVAS
PARA LA SALUD

UVAS PARA LOS TRASTORNOS Y ENFERMEDADES MÁS COMUNES

Anemia (carencia de hierro)

Entre las principales señales de anemia encontramos cansancio, palidez y dificultad para respirar. La enfermedad se debe a la falta de glóbulos rojos en la sangre y es muy común: según datos de la Organización Mundial de la Salud, la padece un 25% de la población mundial. La anemia aparece normalmente por un déficit de hierro, debido a menstruaciones abundantes o por una dieta baja en hierro, y se da más en las mujeres porque sus necesidades de hierro son más altas que las de los hombres. Entre los alimentos ricos en hierro (carne roja, pollo, pescado...) encontramos también los frutos secos, incluyendo las pasas.

• **Receta.** Por la mañana en el desayuno, prepara un plato de cereal con 3 cucharadas de copos de avena, 1 cucharada de pasas, 3 orejones de albaricoque cortados a dados y un puñadito de almendras trituradas, junto a 10 cl de leche de almendras. Puede añadirse un gran vaso de zumo de naranja recién exprimido, ya que la vitamina C ayuda a absorber el hierro.
Conviene esperar un par de horas si se desea tomar un café, té o leche, porque son bebidas que obstaculizan el proceso de absorción.

Bronquitis, tos

Para la tos existe una gran cantidad de recetas tradicionales. Para aliviar las vías respiratorias y suavizar el dolor de garganta es eficaz la tisana pectoral de pasas de uva en decocción.

• **Receta de tisana pectoral.** En una olla pequeña, hervir 1 l de agua con un puñado de pasas. Dejar hervir, tapada, durante 15 minutos. Filtrar y beber fría o caliente durante todo el día.

• **Tisana con fruta antitusiva.** En una cacerola pequeña, verter 1 l de agua y añadir 15 pasas, 1 dátil y 1 higo secos. Llevar a ebullición y hervir cubierto durante 30 minutos. Filtrar y beber caliente o frío durante todo el día.

Caries

La uva es una de las frutas más ricas en azúcar, pero no causa caries, ni tampoco las pasas. No deja de ser una paradoja que se explica por el resto de componentes que contiene.

Los investigadores han descubierto el papel de varios compuestos antibacterianos de las pasas. Estas sustancias, entre ellas el ácido oleanólico, impiden el crecimiento de bacterias responsables de la caries y la gingivitis. Curiosamente, las recomendaciones en el mundo de la Medicina convencional todavía relacionan las caries con la fruta pasa desecada. Cepillarse los dientes correctamente y con regularidad sigue siendo el principal método para prevenir las caries. En vez de comer dulces, ¡opta por las pasas!

El colesterol y los trastornos cardiovasculares

Gracias a su riqueza en antioxidantes, la uva posee un efecto regulador sobre el nivel de colesterol, incluida la oxidación del colesterol malo. Al evitar que se deposite en las arterias, previene las enfermedades cardiovasculares.

• **Nuestro consejo.** Hay que acostumbrarse a aliñar las ensaladas con aceite de semilla de uva, a veces llamado «aceite anticolesterol», por su riqueza en ácidos grasos poliinsaturados, incluido el ácido linoleico. Conviene elegir aceite virgen y no refinado, y alternarlo con otros aceites saludables como el de girasol.

• **Beber mosto de uva roja con regularidad.** Se ha demostrado que reduce el colesterol malo (LDL) y aumenta el colesterol bueno (HDL). Si prefieres el jugo recién hecho, elige también uvas rojas.

• **El vino.** Diversos estudios han demostrado que el consumo regular y moderado de vino tinto (no más de un vaso al día) ejerce un efecto protector sobre las arterias y previene la enfermedad cardiovascular, debido a su elevado contenido de antioxidante resveratrol. Si no bebes alcohol, esto no es razón para empezar a hacerlo, ya que lo encontrarás igualmente en la piel de los granos de uva.

Advertencia: Más de tres vasos de vino diarios llevan a la hipertensión, ataques de corazón o trastornos cerebrovasculares. Además, para que los beneficiosos antioxidantes actúen con eficacia, el consumo moderado debe ser constante, nada de «ponerse al día» tras una semana de abstinencia bebiendo una botella de vino tinto en la noche del sábado...

Estreñimiento

Gracias a su alto contenido en fibra, la uva tiene propiedades laxantes. La fibra se localiza sobre todo en la piel de la uva, pero también en las pepitas, que pueden masticarse perfectamente.

• **En la práctica.** Consumir preferentemente pasas (2 g de fibra cada 30 g) o tasas (hasta 1,7 g en 20 granos). Lo ideal es consumir algunos granos antes de cada comida. Hay que tener en cuenta que, aunque sean ligeramente laxantes, el mosto y el jugo de uva no tienen prácticamente fibra: tan sólo 0,1 g por un vaso grande de 125 ml.

• **En caso de estreñimiento crónico**, deja hidratar 2 cucharadas de pasas en 1 l de agua durante 24 horas. Cada mañana,
antes del desayuno, toma algunas con un poco de agua.

• La cura de uvas es ideal en caso de **estreñimiento frecuente**.

Calambres

Los calambres (contracciones involuntarias de los músculos)
pueden deberse a un mal movimiento, ejercicio vigoroso, falta
de calentamiento, circulación sanguínea deficiente, falta de
minerales, fatiga o falta de eliminación de toxinas acumuladas
en el organismo.

• **En la práctica.** Para combatir carencias de minerales y estimular la eliminación de toxinas, comer regularmente uvas
frescas.

• Si es por causa de una mala circulación sanguínea (como es
el caso de los calambres nocturnos), tomar extracto de semilla
de uva en forma de cápsulas.

• Las pasas son los aliados de los músculos. Antes o después
de un esfuerzo deportivo, promueven la recuperación y previenen la aparición de calambres.

Convalecencia, fiebre y fatiga

Las uvas se recomiendan especialmente durante los períodos
de convalecencia y en caso de fatiga. Contienen azúcares de
fácil asimilación y un excelente cóctel de vitaminas y minerales.

• **Receta.** Infusión de pasas: Se prepara con 1 cucharada de
pasas de uva en Ð l de agua durante 12 horas como mínimo.
Añadir un chorrito de jugo de limón y beber.

Etapas de crecimiento

La uva es una fruta energética, rica en azúcares de fácil digestión (glucosa y fructosa), y también en vitaminas (incluida la

vitamina B1) y minerales esenciales para el crecimiento, por lo que es perfectamente adecuada para los niños, con importantes necesidades energéticas.

• **En la práctica.** Dar a los niños un vaso de zumo de uva por la mañana nos asegura que empiecen bien el día. Debe ser, eso sí, un verdadero mosto o jugo fresco de uva, no las bebidas de la industria alimentaria a base de concentrados. Y como el jugo de uva no es muy rico en vitamina C, podemos alternarlo con jugo de naranja.

• Si los niños piden dulces, un buen recurso es ofrecerles pasas en su lugar. Además de ser mejores para su salud que las chuches y golosinas, repletas de aditivos y colorantes, también tienen acción anticaries según diversos estudios. Además, es una excelente fuente de fósforo, esencial para la formación de huesos y dientes. Por otro lado, la composición en proteínas, lípidos y azúcares del jugo de uva se acerca mucho a la de la leche humana.

Diabetes

Las uvas son ricas en azúcares, por lo que están contraindicadas para los diabéticos; sin embargo, el consumo moderado de uvas frescas resulta beneficioso. Las uvas, ricas en glucosa, se clasifican de hecho entre los alimentos de índice glucémico bajo, recomendable para los diabéticos. Recordemos:

• **Glucosa:** Azúcar simple directamente asimilado por el organismo, sin la intervención de insulina.

• **Índice glucémico (IG):** Capacidad de un alimento para elevar el nivel de glucosa en la sangre. Cuanto más bajo sea, más fiable será el alimento en caso de diabetes.

• Comer no más de 10-12 granos de uva al final de la comida (no entre comidas). En cambio las pasas no se aconsejan, por ser demasiado ricas en carbohidratos.

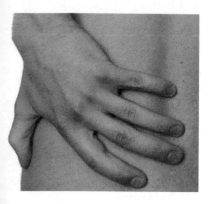

El dolor (de espalda, migraña...)

¿Dolor de espalda o en el cuello? ¿Dolor de cabeza o de muelas? ¿Y si pruebas con una almohada caliente rellena de pepitas de uva? Es más flexible que las que se hacen con hueso de cereza o de albaricoque, y puede darte un alivio inmediato gracias a su capacidad de almacenar calor o frío durante varias horas.

Basta con calentar el cojín unos segundos en el microondas (en caso de dolor muscular o de la espalda), o guardarlo en el congelador treinta minutos (en caso de migraña o de dolor de muelas) y aplicar sobre la zona dolorida. También se puede utilizar en caso de dolor abdominal o de cólicos en niños pequeños.

Gota

La gota es causada por exceso de ácido úrico en la sangre, lo cual está relacionado con el consumo excesivo de proteínas de origen animal (carne blanca y roja, pescado, marisco...) o alcohol, algunos medicamentos, problemas renales, herencia, estrés... La crisis se manifiesta por un dolor de artritis aguda en el dedo gordo del pie, que se hincha y enrojece; para aliviarlo hay que eliminar el ácido úrico cuando se presenta en cantidad excesiva. La uva se recomienda por sus propiedades diuréticas y porque es rica en sustancias alcalinas que favorecen su eliminación. Una cura de uvas es particularmente indicada en caso de gota. Se limitará también la ingesta de proteínas de origen animal, excesivamente ricas en purinas, como las vísceras.

Hemorroides

Se trata de la dilatación de las venas en el ano y el recto, cuyos síntomas son picazón, irritación y sangrado. Las varices pueden originarse por estreñimiento crónico, falta de actividad física, una dieta baja en fibra, obesidad, etc.

• Se recomienda el consumo de alimentos ricos en fibra. Vale la pena integrar en el menú uvas y pasas, así como el extracto de pepitas de uva y de hojas de vid roja porque revigorizan el sistema vascular.

• La cura de uvas también suele ser eficaz en caso de hemorroides, sobre todo para prevenirlas.

Hipertensión

En caso de estrés o sobreesfuerzo físico, la presión arterial aumenta y después vuelve a su nivel normal, pero si se mantiene alta todo el tiempo, incluso en reposo, es cuando hablamos de hipertensión. A pesar de la falta de síntomas visibles, el trastorno puede tener efectos adversos a largo plazo: insuficiencia cardíaca, infarto de miocardio, accidente vascular cerebral, problemas renales... Entre los factores de riesgo están el tabaquismo, el estrés, una dieta demasiado rica en sal, obesidad, alcohol...

Los estudios han demostrado que las uvas, gracias a su riqueza en antioxidantes y fitonutrientes en general (polifenoles, potasio…), pueden ayudar a combatir la hipertensión y prevenir la enfermedad cardiovascular.

• Comer uvas regularmente, tanto frescas como en forma de pasa, ¡reduce el consumo de sal!

• También puede optarse por un suplemento dietético que contenga extracto de pepitas de uva.

• Una buena costumbre es la utilización de aceite virgen extra de pepitas de uva alternado con otros aceites vegetales. Un estudio japonés ha demostrado la eficacia de los ácidos grasos omega-6 (ácido linoleico) en la regulación de la presión arterial, y las pepitas de uva son ricas en ellos.

Insuficiencia venosa, piernas pesadas

Contra piernas pesadas, problemas de circulación o venas varicosas, la vid roja puede ser un buen recurso si se emplea a modo de tónico venoso para estimular la circulación sanguínea y el retorno venoso. Es astringente y vasoconstrictora, y refuerza y protege los capilares.

• Es fácil encontrar extracto de vid roja en forma de suplementos dietéticos, pero también como geles, cremas y espráis especialmente formulados para el cuidado de las piernas.

• También se puede utilizar como infusión. Vierte 1 cucharada de hojas secas (o 1 bolsita) en 15 cl de agua hirviendo. Deja reposar durante 10 minutos y luego cuélalo. Bebe una taza tres veces al día, después de las comidas.

• Puedes encontrar vid roja en forma de tintura (extraído de plantas maceradas en alcohol). La dosis correcta es 20 gotas tres veces al día.

• Prepara una maceración de hojas de vid roja, para aplicar en forma de masaje. Se llena una botella esterilizada con hojas de vid roja secas (se pueden «romper» para que liberen mejor las sustancias activas), se vierte el aceite de pepitas de uva por la parte superior y se deja marinar durante un mes, lejos de la luz. Utiliza este aceite por la mañana y por la noche para masajear las piernas, de los tobillos a las caderas, manteniéndolo entre cada uso en el refrigerador (el frío es, además, ideal para la circulación).

• También puedes preparar un espray fresco, mezclando 25 ml de extracto de vid roja de glicerina y 25 ml de hidrolato (agua floral) de menta. Aplica la mezcla en las piernas de los tobillos a las caderas.

Retención de líquidos

Cuando el cuerpo almacena más agua de la que elimina, hablamos de «retención de líquidos». Los síntomas son, entre otros, hinchazón de los pies o las manos, edema, piel de naranja, recuperación del peso perdido, hinchazón, piernas pesadas... Y las causas son variadas: exceso de sal, medicamentos, calor, fatiga, fluctuaciones hormonales, falta de actividad física...

• **En la práctica.** Las uvas frescas estimulan la eliminación y ayudan a evitar la retención de agua. Algunos suplementos dietéticos drenantes incluyen extracto de uva en su composición.

• También hay geles y cremas enriquecidas con jugo de uva y extracto de hojas de vid roja. El tratamiento se aplicará preferentemente por la noche, desde los tobillos hasta el vientre.

Reumatismo, artritis y artrosis

Las enfermedades en las articulaciones son un trastorno muy común. Con la edad, el cartílago de las articulaciones se desgasta y causa dolor localizado. Hoy día sabemos que, además de las causas puramente físicas (mala posición, deportes violentos, traumas, peso...) y hereditarias, la dieta tiene un papel importante en la aparición de reumatismo. La alimentación convencional acidifica y el exceso de acidez crea cristales de ácido que se alojan en las articulaciones. La uva es un alimento básico (no ácido), que ayuda a restaurar el equilibrio ácido/base y estimular la eliminación.

Alimentos ácidos o alcalinos
• **Acidificantes:** Carne, pescado, huevo, cacao, sal, azúcar blanco, yogur, vinagre, café, leche, mantequilla, queso, pan blanco...

• **Alcalinizantes:** Espárragos, piña, frambuesas, puerros, escarola, brócoli, cebolla, patata, pomelo, sal marina, algas, ajo, nectarina, limón, melón, leche de almendras, té verde, albaricoque...

• **En la práctica.** Come con regularidad uvas frescas y pasas, y mosto o jugo fresco de uva pura.

• Hacer una cura de uvas una vez al año también resulta muy eficaz.

Deporte

Gracias a su composición, la uva está especialmente recomendada para el deporte; no sólo antes o durante el ejercicio, sino también en la fase de recuperación porque proporciona ácidos orgánicos y:

• Energía particularmente bien asimilada, porque los azúcares de la uva se asocian bien con vitaminas del complejo B.

• Potasio en grandes cantidades, que ayuda a evitar la aparición de calambres.

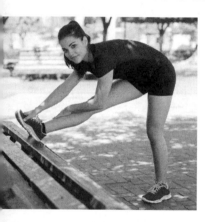

• Hierro y cobre, esenciales para la función y recuperación muscular.

• **En la práctica.** Antes de hacer ejercicio, beber un gran vaso de zumo de uva.

• Toma un puñado de pasas de uva, que se puede comer durante el ejercicio.

• Después del ejercicio, para recuperarse bien, beber una mezcla de 15 cl de zumo de uva y 30 cl de agua bien mineralizada.

Varices

Antiestéticas y dolorosas, se deben a una dilatación de las venas donde la sangre circula mal. El daño es irreversible, pero se puede prevenir la aparición de otras venas varicosas y aliviar el dolor, centrándonos en el extracto de vid roja.

• **En la práctica.** Junto al ejercicio (bicicleta) y la hidroterapia, hacer tomas regulares de vid roja, en forma de suplemento (cápsulas, ampollas o infusiones).

• Estas **compresas** aliviarán el dolor. Para prepararlas, verter 1 l de agua en una cacerola, añadir 8 cucharadas de hojas secas de uva y hervir durante 20 minutos. Dejar enfriar y colar. Empapar una toalla en esta solución, aplicar sobre la pierna sin que apriete y dejar actuar durante 30 minutos. Es ideal hacerlo por la noche, antes de acostarse.

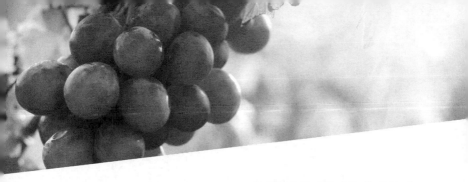

UVAS PARA LA BELLEZA NATURAL

Una piel suave y tersa, un cabello saludable y resplandeciente, la eliminación de la celulitis... Con la uva puedes mimarte de la cabeza a los pies:

• Aceite de pepitas de uva, para el cuidado del cabello, de la piel grasa y para el masaje.

• Granos y jugo de uva, para preparar mascarillas y lociones limpiadoras refrescantes.

• Pepita de uva, para preparar mascarillas depurativas.

• Hidrolato aromático de uva (o agua de uva), para refrescar y tonificar la piel.

• En la cura de uvas, para obtener una piel libre de impurezas.

• Hojas de vid roja, para preparar geles frescos para las piernas y lociones para combatir la piel grasa.

Los ingredientes de las recetas. La mayoría de ingredientes de las recetas que presentamos (aceites vegetales, aceites esenciales, manteca de karité, azúcar, huevo, limón...) son fáciles de encontrar. Algunos más específicos (goma xantana, conservantes, etc.) pueden encontrarse en tiendas de dietética. Más información en la página final de «Bibliografía y direcciones».

Cosméticos caseros: 5 reglas de oro

1. Para preparar tus propios cosméticos, elige siempre productos procedentes de la agricultura ecológica, orgánica o «bio», sin refinar: uva y zumo de uva, aceite virgen de pepitas de uva, extractos de vid roja orgánica...

2. Lávate bien las manos antes de comenzar las preparaciones.

3. Desinfecta los utensilios (espátula, batidor, pan...) y envases (botellas, maceta...). La forma más fácil de hacerlo es limpiarlos con alcohol o sumergirlos durante diez minutos en agua hirviendo.

4. Procura minimizar el contacto con el producto.

5. Conserva los preparados en el frigorífico y utilízalos lo antes posible. Lo mejor es prepararlos en pequeñas cantidades.

Acné y espinillas

Contrariamente a lo que pudiera pensarse, el aceite de pepitas de uva no engrasa la piel; bien al contrario, sus propiedades ligeramente astringentes harán más saludable la regulación del sebo producido por el cuerpo y ayudarán a cerrar los poros.

• **Exfoliante exprés.** En un tazón pequeño, mezcla 1 cucharada de aceite de pepitas de uva y 1 cucharada sopera de azúcar glas. Aplica sobre la cara en forma de masaje ligero, centrándote en la zona T (frente, nariz, barbilla). Deja actuar durante 10 minutos y enjuaga bien. Para acabar, seca la piel dando suaves palmaditas con una toalla limpia. Hazlo una vez por semana.

• **Aceite limpiador.** En un frasco o botella pequeña, vierte 5 cucharadas de aceite de pepitas de uva, 5 cucharadas de aceite de avellana, 5 gotas de aceite esencial de laurel y 5 gotas de aceite esencial de árbol del té. Utiliza este aceite por la noche sobre la piel limpia y seca, y cuando te levantes enjuágalo con agua.

• **Nuestro consejo.** La cura de uvas es ideal para eliminar toxinas, por eso empléala para conseguir una piel más sana y radiante.

Baños

El aceite de pepitas de uva es una base excelente para los baños aromáticos con aceites esenciales, ya que es fluido y penetra rápidamente en la piel, regenerándola y dejándola muy suave.

• **Baño aromático.** Mezcla aceite de pepitas de uva y un aceite esencial a tu gusto. Viértelo en el agua a 36-37 ºC y sumérgete en el baño de 10 a 15 minutos. Sal y sécate sin enjuagarte para conservar en la piel todos los beneficios del tratamiento.

Algunos baños beneficiosos

• **Para promover el sueño:** 4 gotas de aceite esencial de naranja dulce, 4 gotas de aceite esencial de mejorana y 1 cucharada de aceite de pepitas de uva.

• **Anti-estrés:** 4 gotas de aceite esencial de manzanilla romana, 4 gotas de aceite esencial de mandarina y 1 cucharada de aceite de pepitas de uva.

• **Baño sensual para dos:** 4 gotas de aceite esencial de ylang-ylang, 4 gotas de aceite esencial de lavanda y 1 cucharada de aceite de pepitas de uva.

• **Baño adelgazante:** 3 gotas de aceite esencial de pomelo, 3 gotas de aceite esencial de ciprés, 3 gotas de aceite esencial de geranio y 1 cucharada de aceite de pepitas de uva.

Celulitis, piel de naranja

Gracias a los flavonoides, taninos y antocianinas que contiene, el orujo de uva estimula la circulación, la limpieza de tejidos y facilita el drenaje de toxinas que producen el efecto de «piel de naranja». Existen institutos de belleza que ofrecen baños enriquecidos con orujo de uva, así que es una buena oportunidad para regalarte en casa una sesión relajante con una envoltura de orujo o un buen masaje con pepitas de uva.

• **En forma de cura.** Para no amontonar en casa orujo de uva puedes utilizar suplementos dietéticos que lo contengan. Los encontrarás en farmacias y tiendas de herbodietética.

• **En la congelación.** Algunas marcas de cosméticos adelgazantes también ofrecen cremas y geles de uva a base de orujo. (Véase también la receta para «Adelgazar matorrales».)

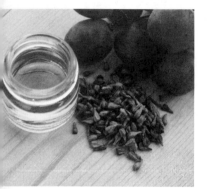

Cabellos dañados o quebradizos

El aceite de pepitas de uva nutre y reestructura la fibra capilar en profundidad. Los cabellos recuperan todo su brillo y suavidad, y también se desenredan más fácilmente.

• **Mascarilla nutritiva.** Chafa muy bien Đ plátano maduro. Añade 2 cucharadas de aceite de uva y mezcla bien. Aplica y envuelve el cabello con una toalla caliente y deja actuar durante 30 minutos. Enjuaga y procede con el champú.

• **Nuestro consejo.** El día antes de lavarte el pelo puedes cubrirlo con aceite de pepitas de uva, insistiendo en todo el cuero cabelludo hasta las puntas. Déjalo actuar durante toda la noche, ya que se absorbe bien y no mancha la almohada.

Cabellos grasos

Gracias a sus propiedades astringentes, el aceite de pepitas de uva es un remedio eficaz, tanto para la piel como para el cabello grasos. En combinación con el aceite esencial adecuado, limpia y regula la producción de sebo, evitando que se vuelvan a engrasar con excesiva rapidez.

• **Aceite purificante.** En un recipiente pequeño, diluye 1 cucharada de aceite de pepitas de uva y 1 gota de aceite esencial de romero. Aplica sobre el cabello masajeando suavemente el cuero cabelludo. Deja actuar durante 15 minutos antes de aplicar el champú.

• **Nuestro consejo.** No siempre es fácil enjuagar totalmente el cabello empapado de aceite, por lo que un buen recurso es no mojar el cabello antes de lavarlo. Masajea el producto «en seco» y luego enjuaga bien.

Cabellos normales

Si tu cabello no es graso ni seco, ¡esto no es motivo para no cuidarlo! Puedes nutrirlo y darle brillo con una mascarilla de aceite de pepitas de uva.

• **Máscara brillo.** En un tazón pequeño, bate 1 yema de huevo con un tenedor. Añade 1 cucharada sopera de aceite de pepitas de uva y el zumo de Ð limón. Aplica sobre el cabello y deja actuar de 20 a 30 minutos antes de lavar con el champú.

Caída de cabello

Hay personas que aseguran que el aceite de pepitas de uva aumenta la capacidad de crecimiento del cabello. Por ahora no hay confirmación científica, pero en cambio sí que están claras sus propiedades regenerativas en la piel y el cuero cabelludo.

• **Aceite acondicionador.** Mezcla 2 cucharadas de aceite de pepitas de uva, 1 gota de aceite esencial de tomillo, 1 gota de aceite esencial de cedro, 2 gotas de aceite esencial de romero y 2 gotas de aceite esencial de lavanda. Aplica unas gotas de esta mezcla sobre el cuero cabelludo, masajeando suavemente. Deja actuar durante al menos 30 minutos antes del lavado. Aplica dos veces por semana.

Rosácea

Se trata de un trastorno de la microcirculación debido a la dilatación de los vasos sanguíneos más pequeños, que se da con mayor frecuencia en las mejillas y la nariz. El extracto de vid roja, que fortalece los capilares, puede ralentizar su progresión o incluso evitarla.

• **Loción antienrojecimiento.** En un tazón, mezcla 225 g de extracto de vid roja con 100 ml de hidrosol de lavanda (o de rosa o de arándanos). Aplica mañana y noche con un algodón sobre la piel limpia y seca. Conserva la mezcla en el refrigerador y utilízala a lo largo de seis meses.

• **En cura.** Puede tomarse vid roja por vía interna, en forma de cápsulas o tisana. La cura tendrá una duración de 3 semanas.

Desmaquillaje

Las uvas también se pueden utilizar en forma de hidrosol de uva (agua de uva), el cual es refrescante, afrutado y rico en moléculas activas. Tonifica e hidrata la piel después de desmaquillarla.

Pulveriza sobre la piel después de limpiarla y déjala secar al aire libre. Para un efecto más pronunciado, consérvalo en el frigorífico.

Exfoliantes

Existen numerosas marcas de cosméticos que ya ofrecen productos exfoliantes a base de pepitas de uvas trituradas. Su ventaja es que aseguran una exfoliación suave mientras aportan sus cualidades antienvejecimiento. Podemos preparar exfoliantes en casa de forma sencilla: cuando comas las uvas, conserva las pepitas (sobre todo las grandes, que no se tragan), enjuágalas y déjalas secar; te servirán para la realización de estas recetas de belleza.

• **Exfoliante para adelgazar.** Pon en un mortero 1 cucharada de pepitas de uva y añade 1 cucharada de aceite de pepitas de uva, 1 cucharada de miel líquida, 1 cucharada de azúcar integral de caña, 1 gota de aceite esencial de enebro y 1 gota de aceite esencial de limón. Amasa la mezcla hasta obtener una pasta. Aplica para masaje corporal, centrándote en nalgas, caderas y vientre, y enjuaga bien. Puedes hacerlo dos veces por semana.

• **Exfoliante para las zonas rugosas.** Lava 10 granos de uva y aplástalos con un mortero, asegurándote de aplastar las pepitas. Mezcla con 1 cucharada de miel líquida y 1 cucharada de azúcar integral. Emplea esta mezcla para exfoliar codos, rodillas y talones, frotando vigorosamente. Enjuaga, seca y aplica una crema hidratante corporal.

• **Peeling antirretención de líquidos.** Pon en el mortero 1 cucharada generosa de manteca de karité, 1 cucharada generosa de mantequilla de coco y 1 cucharada de aceite de pepitas de uva. Cuando la consistencia sea cremosa, agrega 1 cucharada de aceite de pepitas de uva y 10 gotas de aceite esencial de pomelo. Homogeniza y vierte en un frasco esterilizado. Consérvalo durante 30 minutos en un lugar fresco para endurecer un poco la mantequilla y empléalo como un exfoliante corporal en la ducha.

• **Exfoliante facial.** Utiliza la misma preparación como mascarilla facial: aplica una capa gruesa, masajeando suavemente, y déjala actuar durante 15 minutos. Enjuaga bien y seca la piel dando palmaditas con una toalla.

Labios

Rico en ácidos grasos, el aceite de pepitas de uva también nutre y regenera los labios. Gracias a su acción antienvejecimiento, puede también prevenir las líneas de expresión que aparecen alrededor de la boca con el paso del tiempo.

• **Baño gourmet.** Derrite al baño maría 1 cucharada de manteca de karité y añade 1 cucharada de aceite de pepitas de uva, 1 cucharada de agua de rosas y 1 gota de aceite esencial de limón. Mezcla con la batidora de brazo hasta obtener una textura suave. Vierte en un frasco y deja enfriar. Aplica varias veces al día. También puedes aplicar este bálsamo alrededor de la boca, para borrar las líneas de expresión y suavizar la piel.

• **Aceite de miel y pasas.** Mezcla 1 cucharadita de miel líquida y 1 cucharada de aceite de pepitas de uva. Viértelo en un frasco u olla pequeños. Aplica unas gotas de la mezcla en los labios varias veces al día.

En maceración

La base oleosa del aceite de semillas de uva también resulta excelente para preparar macerados. Una receta muy antigua consiste en remojar las flores secas en aceite vegetal; las grasas actúan como disolventes naturales y concentran todos los activos de la planta. El resultado es un aceite 100% natural y más económico que los del comercio.

• **Cómo se prepara.** Limpia y esteriliza un frasco y su tapa, sumergiéndolos en agua hirviendo; después de secarlos, llena la jarra de flores secas, sin apretar. Vierte el aceite de pepitas de uva y ciérralo. Déjalo marinar durante un mes, sacudiendo el frasco de vez en cuando. Pasado este tiempo, filtra el aceite resultante y viértelo en una botella. Este macerado se conserva, bien cerrado y protegido de la luz, durante seis meses.

• **Nuestro consejo.** Utiliza flores secas sin tratar, que puedes encontrar en farmacias y herboristerías.

EJEMPLOS DE MACERADOS OLEOSOS

• **Aceite de bellis.** Se utiliza para dar masajes reafirmantes corporales, incluido el busto, para tonificar cuello y escote, o contra el reumatismo.
• **Macerado de manzanilla.** Para dar un masaje relajante, o en aplicaciones locales para aliviar picor o irritación.
• **Aceite de caléndula.** Para hidratar y reparar la piel dañada o para el cuidado del cabello quebradizo.
• **Macerado de lavanda.** Para aliviar el dolor muscular y la irritación.

Las manos

A diferencia de muchas cremas, el aceite de pepitas de uva se absorbe rápidamente y no deja las manos grasientas. Repara la piel más dañada y previene la sequedad y los primeros signos de la edad.

• **Tratamiento.** Vierte 3 o 4 gotas de aceite de pepitas de uva en la palma de la mano y frota suavemente las dos manos hasta que se absorba por completo.

• **Aceite antimanchas de la piel.** Se combina el aceite de pepitas de uva con aceite esencial de geranio, que ayuda a combatir con eficacia las manchas de la edad. Diluye en un frasco pequeño 10 gotas de aceite esencial de geranio en 2 cucharadas de aceite pepitas de uva. Aplica dos veces al día unas gotas de esta mezcla en la parte superior de las manos y masajea suavemente.

Masajes

El aceite de pepitas de uva resulta excelente para cualquier tipo de masaje. Su textura fluida y ligera se absorbe rápidamente, sin dejar una sensación grasienta en la piel. También es una base ideal para mezclar con aceites esenciales y crear aceites personalizados.

Algunos ejemplos de quiromasajes

• **Alivio de las piernas cansadas:** 5 gotas de aceite esencial de árbol de hoja perenne de ciprés y 1 cucharada de aceite de pepitas de uva. Masajea subiendo de los tobillos a las rodillas.

• **Dolores reumáticos:** 2 gotas de aceite esencial de gaulteria y 1 cucharada de aceite de pepitas de uva.

• **Relajante:** 2 gotas de aceite esencial de lavanda, 2 gotas de aceite esencial de naranja dulce y 1 cucharada de aceite de pepitas de uva. Ideal para aplicar en los masajes de espalda.

- **Contra la celulitis:** 2 gotas de aceite esencial de pomelo y 2 gotas de aceite esencial de enebro en 1 cucharada de aceite de pepitas de uva. Masajea las zonas afectadas (estómago, caderas, nalgas) dos veces al día.

Las uñas y las cutículas

Las pieles pequeñas que bordean las uñas no sólo son antiestéticas, sino que también pueden convertirse en dolorosas. Para evitar su aparición, es necesario hidratar y cuidar las uñas regularmente. El aceite de pepitas de uva, gracias a sus propiedades regeneradoras y nutritivas, proporciona un alivio inmediato y sin efectos grasientos. Puede mezclaerse con aceite de almendra para aumentar su eficacia.

- **Aceite nutritivo.** Mezcla en una botella pequeña 1 cucharada de aceite de almendras dulces y 1 cucharada de aceite de uva. Aplica unas gotas de esta mezcla sobre las cutículas y masajea el borde de la uña hasta su completa absorción. Cuando las cutículas estén relajadas, empújalas suavemente con un palito de madera cubierto con un trozo de algodón.

Piel grasa

La piel brilla cuando contiene acné, puntos negros y espinillas. Gracias a las propiedades astringentes de las uvas y la vid roja, puedes conseguir una piel más sana.

- **Máscara piel sana.** Lava 10 granos de uva y cháfalos con un mortero en un tazón. Añade 1 cucharada de arcilla verde y mezcla hasta obtener una pasta. Vierte 1 cucharadita de aceite vegetal de avellana y mézclalo. Aplica una capa gruesa sobre la piel limpia y húmeda, y deja actuar durante 15 minutos. Enjuaga con agua abundante y acaba el tratamiento con un espray de agua floral de romero.

- **Máscara astringente para los poros.** Mezcla 1 cucharadita de extracto de vid roja, 1 cucharadita colmada de anís en polvo y Ð cucharadita de agua de menta hasta formar una pasta suave.

Aplica en la cara insistiendo en la zona T (frente, nariz, barbilla). Deja actuar durante 10 minutos y enjuaga con agua tibia.

• **Loción fresca purificante.** Echa 1 cucharada de hojas secas de vid roja en 20 ml de agua hirviendo durante 15 minutos. Filtra y añade 20 ml de menta hydrolat y 20 gotas de extracto de pepitas de pomelo. Emplea esta loción por la mañana y la pista de algodón por la noche, evitando el contorno de los ojos. Consérvalo en el refrigerador. (Véase también «acné, espinillas»).

Arrugas y envejecimiento de la piel

El aceite de pepitas de uva es uno de los mejores aceites antienvejecimiento, gracias a su riqueza en unos potentes antioxidantes llamados «polifenoles».

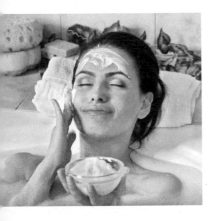

• **Aceite limpiador.** En una pequeña botella, mezcla 2 cucharadas de jugo de uva recién exprimido, 2 cucharadas de aceite de pepitas de uva y 2 cucharaditas de agua destilada. Aplica un poco de este aceite en la cara, sobre la piel limpia. Enjuagar con agua para acabar.

• **Gel antioxidante.** Mezcla 0,2 g de goma xantana en 45 ml de hidrosol de uva («agua de uva») con una espátula, hasta obtener una gelatina. Añade 3 gotas de DHA (alcohol de bencilo, un conservante ecológico) y viértelo en una botella con dispensador. Utilízalo por la mañana, como un suero bajo la crema de día habitual.

• **Loción reafirmante.** Lava 20 granos de uva blanca, cháfalas y fíltralas. Vierte el jugo recogido en un frasco pequeño. Aplica un poco de crema en la cara y el cuello con un trozo de algodón. Deja actuar durante 10 minutos y después pásate un algodón empapado en agua de rosas. Aplica todas las noches.

• **Nuestro consejo.** No es necesario tirar los restos del filtrado; a las pepitas y pieles de uva puedes añadirles 1 cucharada de miel líquida, mezclar bien y obtener un exfoliante corporal casero.

Pieles normales

El agua de uva o hidrolado, mezclado con aceite de pepitas de uva, permite obtener una emulsión suave y ligera para cuidar la piel. Otra receta casera de emulsionante reservada para cuando se tiene un poco de experiencia cosmética.

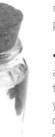

• **Emulsión suave para la cara.** Derrite al baño maría 3 g de emulsionante natural de oliva («Olivem», por ejemplo) y 17 ml de aceite de pepitas de uva. En otro baño maría, calienta 27 ml de agua de uva. Una vez que el primer preparado esté derretido, añade el agua de uva y bate enérgicamente hasta obtener una emulsión. Añade en frío 2 gotas de aceite esencial de lavanda y 6 gotas de alcohol de bencilo DHA, mezcla de nuevo y vierte en un frasco previamente esterilizado.

Pieles secas

Gracias a sus propiedades nutritivas e hidratantes, las uvas frescas también pueden formar parte de la composición de mascarillas para la piel seca si se combinan, por ejemplo, con arcilla blanca (de propiedades regeneradoras) y aceite de macadamia (calmante e hidratante).

• **Máscarilla suave.** Lava 10 granos de uva y cháfalos con un mortero en un tazón, hasta obtener un puré. Añade 1 cucharada de arcilla blanca y amasa hasta que se forme una pasta. Vierte 1 cucharadita de aceite vegetal de macadamia y mézclalo. Aplica una capa gruesa en la piel limpia y húmeda. Deja actuar durante 15 minutos y enjuaga con agua abundante. Termina el tratamiento con un espray de agua floral de rosa.

Pies

¡No más pies secos y fatigados! Encerrados a lo largo de la jornada, nuestros pies soportan todos los días una dura prueba, pero podemos mimarlos y rejuvenecerlos con uvas y aceite de pepitas de uva.

• **Cuidado de las uñas de los pies.** Este tratamiento spa se inspira en los institutos de belleza especializados en la uva. Lava 4 granos de uva y córtalos por la mitad. Frota la pulpa de la fruta sobre la piel, insistiendo en las uñas; obtendrás una hidratación y blanqueamiento garantizados.

• **Aceite extranutritivo.** En una pequeña botella, vierte 3 cucharadas de aceite de pepitas de uva, 15 gotas de aceite esencial de geranio y 15 gotas de aceite esencial de lavanda. Date un buen masaje en los pies antes de dormir, insistiendo en las zonas secas, y a continuación ponte unos calcetines de algodón durante toda la noche. Al despertar, los pies estarán suaves como la seda.

• **Aceite relajante para los pies.** En una pequeña botella, vierte 3 cucharadas de aceite de pepitas de uva, 3 gotas de aceite esencial de hierba de limón, 2 gotas de aceite esencial de lavanda y 2 gotas de enebro. Masajea los pies con unas gotas de esta mezcla después del baño y antes de dormir. Es ideal para los pies fatigados tras un día ajetreado, o después de trabajar muchas horas de pie.

• **Baño de pies relajante.** Hierve 1 litro de agua y deja reposar en infusión un puñado de hojas de vid roja secas (o 2 bolsitas de infusión) de 10 a 15 minutos. Viértelo en un bol, añade agua tibia y sumerge los pies durante 30 minutos. Resulta perfecto para los pies cansados y/o si tienes problemas de circulación.

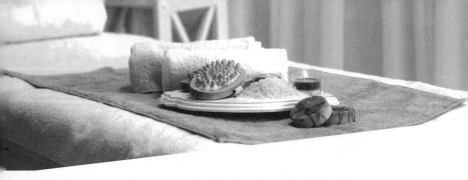

UN SPA EN CASA CON LA CURA DE UVAS

Los balnearios se basan en la recuperación de la salud y el bienestar, y para ello nos ofrecen técnicas variadas de relajación, depuración y estética relacionadas con el agua. Hoy día los conocemos en forma de «spa» (acrónimo de «salute per aqua», es decir, 'salud por el agua'), como sinónimo de balneario de belleza, y en algunos de ellos, sobre todo en Italia, se ofrecen terapias inspiradas en la hidroterapia que utilizan parte del poder curativo de las uvas (ampeloterapia).

La hidroterapia es una técnica milenaria para el tratamiento corporal con agua a diversas temperaturas. Sus resultados son increíblemente eficaces y, al igual que sucede con el ayuno, es poco conocida y utilizada porque no es negocio para las empresas farmacéuticas y la industria sanitaria en general.

De todas formas, estas terapias viven un auge renovado y, además de ser uno de los recursos más utilizados en medicina natural, las técnicas de hidroterapia se incorporan paulatinamente a los hábitos de vida saludable.

Una saludable reacción en el organismo

La hidroterapia puede ayudar enormemente al alivio (y, en muchos casos, a la curación) de diversas enfermedades a través de los efectos del agua sobre el cuerpo, tanto si se trata de un simple baño relajante con la adición de determinados productos, como de las saludables reacciones que provoca en el organismo una envoltura, o andar descalzo sobre la hierba húmeda al amanecer.

Al restablecer el flujo de energía a través del agua, la hidroterapia contribuye, con las reacciones que produce, a que el organismo se cure por sí mismo y evita la aparición de otros problemas de salud. También elimina las células muertas que impiden la eliminación de toxinas.

Es fácil imaginar las grandes ventajas de la hidroterapia: el agua es una medicina natural que beneficia a todo el cuerpo, de muy bajo coste y fácil de aplicar. Puede utilizarse de muchas formas diferentes y sin efectos secundarios.

El agua puede equilibrar la temperatura del organismo, retirar el material tóxico o extraño, y estimular o serenar la totalidad del sistema nervioso. Así, el hielo o agua congelada es muy útil para reducir el dolor de las quemaduras no profundas, aminorar la hemorragia en heridas y reducir las inflamaciones. El agua tibia es sedante y relaja el cuerpo, en tanto que el agua caliente, en aplicaciones breves, seda y descongestiona el organismo y el tono muscular. Una aplicación prolongada de agua caliente descongestiona el cuerpo y lo relaja en su totalidad.

Algunas aplicaciones habituales de hidroterapia

• En medicina natural las aplicaciones son numerosas: compresas, envolturas, chorros, baños alternos (agua caliente-fría), baños de temperatura ascendente, baños hipertérmicos, baño vital (genital) con agua fría, vahos seguidos de fricción rápida con un paño empapado en agua fría…

• Podemos terminar la ducha o baño cotidiano caliente con agua fría. No sólo cierra los poros, sino que el efecto que produce en el organismo es excelente.

• Igualmente una fricción fría del tronco al despertarnos, seguida de abrigo, es otra buena costumbre para la salud. Como vemos, las posibilidades son muchas, tan sólo conviene conocerlas y aplicarlas correctamente.

• En general, los actuales spa se centran en la salud, pero más en la belleza y estética; por eso ofrecen estas técnicas en versión más ligera, pero no menos interesante. Lo positivo de todas ellas es que podemos practicarlas en casa, entre otras:

• Los baños de asiento para calmar hemorroides, fisuras anales e infecciones vaginales, entre otros problemas.

• Los baños medicinales en agua tibia o caliente mejoran la circulación sanguínea.

• El baño de vapor elimina la congestión nasal y alivia los músculos doloridos y las articulaciones rígidas. Muchas personas los utilizan también para bajar de peso.

• El vapor alivia la congestión del pecho.

• Los apósitos húmedos y tibios sobre algún furúnculo o grano que está muy inflamado ayudan a que se pueda drenar fácilmente.

No es necesario pasar un fin de semana en un costoso balneario para disfrutar de los beneficios de la hidroterapia. En nuestra propia casa podemos disponer de los elementos necesarios para llevar a cabo varios tipos de ejercicios de hidroterapia:

Un fin de semana depurativo
(combinable con la cura de uvas)
Como hemos visto, una buena idea para los debutantes en la cura de uvas es seguirla durante un día o, en el caso de los tres días, elegir el fin de semana. Es probable que tus compromisos, familia o trabajo te impidan llevar a cabo alguna de las depuraciones que hemos explicado; no siempre es fácil encontrar el momento oportuno para llevar a cabo una cura depurativa, de ahí que podamos aprovechar un fin de semana para una depuración ligera. Seguro que puedes tomarte un fin de semana para ti; para relajarte, cuidarte y afrontar tus nuevos retos con más energía y, por supuesto, eliminar toxinas y cargar las pilas.

La preparación

Conviene planificar con antelación qué días vas a elegir; busca un fin de semana en el que estés libre de compromisos y en el que nada ni nadie te moleste (recuerda que son días dedicados exclusivamente a ti). Comprobarás que el fin de semana depurativo es llevadero y poco exigente, así que no tienes por qué sentirte mal ni pasar hambre para que tu cuerpo se relaje mientras se depura.

Asegúrate también de que tu casa está limpia y ordenada. El entorno y el estado de ánimo contribuirán a la eficacia de la depuración. Y, por descontado, hazte con todo lo necesario: agua, frutas, verduras, aceites esenciales, vaporizadores o quemadores de esencias, plantas medicinales, algodón, piedra pómez, cepillo para la piel, velas, libros, revistas, discos de música, películas, etc.

Calma y descanso

Existe la posibilidad de que en la noche del sábado te sientas cansado, dado que tu cuerpo empieza a desconectarse de lo cotidiano y busca una noche de sueño reparador. Y quizás el domingo, en algún momento del día, notes irritabilidad, mal aliento o ligeros dolores de cabeza, pero tanto si sigues la extraordinaria cura de uvas, como si has elegido esta otra opción más ligera, las excelentes propiedades de un zumo de frutas te ayudarán a aliviar tales síntomas. Bebe mucha agua a lo largo de todo el fin de semana, pues te ayudará a eliminar toxinas.

Tarde-noche del viernes

En cuanto llegues a casa, ponte ropa cómoda mientras dejas de lado todas las preocupaciones y tensiones del trabajo. Pon música relajante para crear un ambiente acogedor.

• Prepárate para realizar algunos estiramientos («stretching» o Pilates). La tensión emocional se acumula en distintos músculos y estirarse ayuda a liberarla. Haz un poco de ejercicio durante varios minutos andando por la habitación, agitando las manos y moviéndolas en círculo.

• Retírate al baño y, si te gusta, enciende una vela perfumada (puedes probar la de naranja, calmante y refrescante) y prepara un baño caliente. Añade dos o tres gotas de aceite esencial de mandarina para subir el ánimo y mitigar la sensación de agotamiento.

• Utiliza una esponja o una manopla corporal en la piel seca antes de meterte en el baño para estimular la circulación y ayudar a eliminar las toxinas. Hazlo con movimientos largos y amplios, trabajando hacia el corazón.

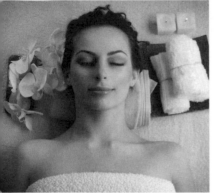

• Después de un remojón de unos veinte minutos, envuélvete en una bata y échate en el sofá o en la cama. Ponte en los ojos una almohadilla para ojos llena de lavanda y escucha tu respiración: imagina que estás en una pradera, que tienes globos que puedes inflar e insúflales tus preocupaciones.

• Más tarde, si no haces la cura, prepara una cena ligera y nutritiva. Un zumo recién exprimido y una ensalada puede ser ideal, o bien un tazón de sopa de verduras con un poco de pan integral. Puedes incluir fruta fresca y ligera, comiéndola preferiblemente al principio, como una alternativa al zumo.

• Da un paseo suave de unos diez minutos y vete a dormir pronto, dispuesto a disfrutar de un sueño profundo y reparador.

Mañana del sábado
Es tu fin de semana, así que disfruta de esa sensación. Despiértate sin prisa, prepárate un vaso de agua caliente con zumo de limón fresco y bébelo a sorbos, muy poco a poco.

• A continuación, cepíllate en seco la piel del cuerpo para estimular el sistema linfático y la circulación sanguínea, y para eliminar las células muertas.

• Dúchate o toma un baño: cuando salgas, aplícate loción hidratante sin perfume, o bien una cucharadita de aceite de almendras dulces o de girasol sobre la piel húmeda. Sécate con golpes de toalla y ponte ropa ancha y cómoda.

• Ha llegado el momento de reponer fuerzas: el desayuno. Lo mejor es un tazón grande de macedonia de frutas (estimula al hígado mientras está trabajando para eliminar los desechos acumulados). Elige las frutas y, para darle más textura a la macedonia, añádele un puñado de semillas oleaginosas (pruebe las de girasol, de sésamo y de calabaza, que aportan ácidos grasos esenciales). Otro excelente desayuno consiste en tomar müesli con muchos frutos secos, avena, salvado de trigo y pasas o pasas de Corinto. Añádele un poco de fruta fresca (lo que mejor combina son fresas, frambuesas o arándanos) y cúbrelas con un yogur bio.

• Para continuar, puedes darte un automasaje facial.

• Se acerca la hora de la comida, pero antes, prueba a elevar tu nivel de energía, andando o corriendo durante quince minutos. Si tienes la posibilidad de acudir a una piscina, nada durante un cuarto de hora.

• En cambio, si sueles llevar una vida demasiado sedentaria y crees que este tipo de ejercicio es demasiado brusco para ti, sigue algunos estiramientos o algunas posturas de yoga. Te ayudarán a mejorar la respiración, el tono muscular y la salud interna. Deja pasar el tiempo hasta la hora de comer en completa relajación.

• Ha llegado la hora de la comida. Recuerda que estás en tu fin de semana depurativo y que no deberías caer en la tentación de ingerir alimentos poco recomendados; por ello lo más conveniente es que la comida consista en una gran ensalada, que podrás elaborar con una infinidad de ingredientes. Incluye, por ejemplo, apio, calabacín, champiñones, col, lechuga, maíz, remolacha, tomates o zanahorias. Y para obtener nutrientes y sabor adicionales, agrega germinados de semillas y legumbres, semillas de girasol, sésamo o calabaza. Aderézalo con aceite de oliva virgen, vinagre y/o zumo de limón, y especias o hierbas aromáticas frescas, como el perejil o la albahaca.

Come despacio, disfrutando de los sabores y texturas de todos los alimentos. Si eres de las personas que come muy rápidamente, haz un esfuerzo por masticar bien y tragar cada bocado antes de volver a pinchar el tenedor en el siguiente.

Para acabar la comida, tómate una pieza de fruta y reposa durante unos minutos para que los alimentos empiecen a digerirse antes de retirar los platos de la mesa y lavarlos.

Tarde-noche del sábado
• Lee un buen libro, escucha música, pon una película... Si tienes sueño, duerme una siesta.

• Luego puedes dar un buen paseo (así aprovecharás para tomar aire fresco) o practicar alguno de tus deportes favoritos (nadar es una buena opción).

• Antes de una nueva ducha u otro baño (puedes prescindir de ellos si no has sudado demasiado durante el ejercicio), cepíllate bien la piel o usa una crema exfoliante corporal espumosa, concentrándote especialmente en las zonas más secas como rodillas, espinillas y codos.

• A continuación, aplícate un aceite de masaje revitalizador por todo el cuerpo; mejor si es uno que ya está mezclado con menta, romero y pino, que son vigorizadores. Date un masaje en el cuello y los hombros firmemente durante varios minutos.

• La última hora de la tarde será ya un buen momento para cenar. Puede ser que durante tu fin de semana depurativo cenes antes de lo habitual. Lo más adecuado es tomar verdura salteada o al vapor; si decides prepararla salteada, hazlo sólo durante dos o tres minutos con un poco de aceite de oliva, para que quede crujiente (casi cruda), y elige tres o cuatro verduras diferentes. Al igual que a la hora de la comida, recuerda que tienes una infinidad de posibilidades (calabacín, brócoli, espinacas, col, coliflor, guisantes, judías verdes, etc.). Después de

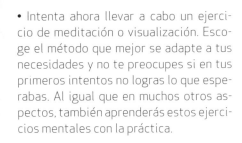

la cena, siéntate tranquilo para permitir que los alimentos se digieran.

• Intenta ahora llevar a cabo un ejercicio de meditación o visualización. Escoge el método que mejor se adapte a tus necesidades y no te preocupes si en tus primeros intentos no logras lo que esperabas. Al igual que en muchos otros aspectos, también aprenderás estos ejercicios mentales con la práctica.

• Para ir cerrando el día, y antes de meterte en la ducha o en el baño, puedes purificar tu piel con un buen baño de fricción con sal. Tu piel notará la mejoría y estará mucho más limpia y tonificada.

• Nada como un baño relajante antes de irse a dormir. Sumérgete en el baño, cierra los ojos y relájate. Si notas que el agua empieza a enfriarse, añade agua caliente a tu gusto. Para obtener una mezcla calmante y que alivie el nerviosismo, añade tres gotas de aceite de ylang-ylang, dos de aceite de albahaca y dos de aceite de mandarina. Si, por el contrario, prefieres una mezcla más energética, usa tres gotas de aceite de pomelo, tres de aceite de limón y dos de aceite de lima.

• Lava el cabello con un champú a la medida de tu tipo de cabello y aplícate un acondicionador. Si tienes el pelo seco y dañado, una máscara lo dejará suave y fácil de manejar. Añade cinco gotas de aceite de lavanda, cuatro de aceite de ylang-ylang y tres de aceite de manzanilla a 25 ml de aceite de albaricoque, y aplícalo al cabello antes de ponerle el champú. Déjalo entre cinco y diez minutos antes de aclararlo por completo.

• Antes de acostarte, hidrata tus manos con aceite de germen de trigo, o con crema que lo contenga. También puedes ponerte un par de guantes de algodón que no te aprieten y dejártelos toda la noche porque la transpiración de las manos se mezclará con la loción y suavizará tu piel.

Mañana del domingo
Despiértate sin prisa y relajadamente, consciente de que tienes por delante otro día reservado en exclusiva para ti. Al igual que en la mañana del sábado, prepárate un vaso de agua caliente con zumo de limón y bébelo a sorbitos lentamente.

• Antes de tomar un baño o una ducha, cepilla en seco tu piel. A continuación, dúchate o toma un baño para eliminar todas las toxinas que hayas podido expeler durante la noche. Aplícate una loción hidratante sin perfume, o bien una cucharadita de aceite de almendras dulces o de girasol sobre la piel húmeda.

•Para comenzar el día con energía y buen ánimo, practica el «saludo al sol» del yoga, o bien algunos de los estiramientos del método Pilates. El objetivo es estirar todo tu cuerpo, recuperar la flexibilidad que hayas podido perder durante la noche, estimular la circulación de la sangre y ayudar al reparto de nutrientes a las células de todo el organismo.

• Para desayunar, puedes tomar una macedonia o un buen batido de frutas: al igual que el agua con limón que has tomado al despertarte, el batido de frutas te ayudará a equilibrar la acidez del estómago, haciéndolo más alcalino. Prepáralo batiendo las frutas que hayas elegido y añadiendo un poco de agua y un plátano grande. Si te queda demasiado espeso, añade más agua y, si queda poco consistente, más fruta.

• Quizá sea un buen momento para hacerte una pedicura casera pero muy eficaz. Los pies son una de las partes del cuerpo que más sufre con el ajetreo diario. Normalmente no transpiran todo lo que deberían y sufren los rigores del calzado, por lo que es conveniente dedicarles unos minutos. Para ello, sumerge los pies en un barreño con agua, sal de mesa y un poquito de aceite de árbol del té, para suavizar la piel.

• Mientras tienes los pies en remojo, elimina las callosidades con una piedra pómez y sécalos bien. Empapa un algodón con un poco de aceite de almendras dulces y, suavemente, presiona las cutículas para retirarlas hacia atrás. Date un masaje en los pies antes de hidratarlos con un poco de aceite de germen de trigo o crema de vitamina E.

• Dar un paseo al aire libre antes de comer es una excelente elección. El aire fresco ayudará a tu cuerpo a eliminar toxinas con mayor eficacia.

• Siéntate a comer. Al igual que el sábado, la comida más recomendada para el domingo de tu fin de semana depurativo es una gran ensalada de verduras. Puedes tomar una pieza de fruta a modo de aperitivo y descansar un rato para favorecer la digestión de los alimentos.

Tarde-noche del domingo
Después del reposo, ha llegado el momento de dedicarle unos minutos al cabello y a la piel de la cara.

• Para tener un cabello sano y brillante, es necesario que refuerces tu salud física y emocional. Todo lo que hagas durante este fin de semana le ayudará a mantenerse fuerte y con vitalidad. Es probable que ya tengas algún acondicionador o mascarilla especial para el cabello, pero una buena opción es fabricar un tratamiento casero consistente en una mezcla de yemas de huevo con aceite: mezcla dos yemas de huevo ligeramente batidas con una cucharada de aceite (de almendras dulces, coco o nuez) y añade una gota de aceite esencial (los más adecuados son los de limón, mandarina, jazmín, rosa, sándalo o romero).

• A continuación, pásate los dedos mojados por el cabello, de modo que quede ligeramente húmedo. Aplica esta mezcla con un masaje y envuélvete la cabeza con una toalla. Relájate en un lugar cálido y acogedor o, si lo prefieres, prepárate un baño caliente.

• Deja actuar el tratamiento por lo menos una hora y enjuágate el cabello con agua caliente. Después, aplica directamente el champú, masajeando a conciencia todo el cuero cabelludo con las yemas de los dedos. Si has empleado la suficiente cantidad de champú, sólo necesitas enjabonarlo una vez. Aclara el cabello hasta que quede reluciente: un aclarado final frío restablecerá su equilibrio de pH y lo dejará tan suave como la seda.

• Dedica el resto de la tarde a alguna de tus actividades preferidas: leer, escuchar música o ver una película. También puedes salir a dar un breve paseo a media tarde. Si lo deseas, prepárate un vaso de zumo fresco o una tisana.

• Para cenar, también verdura: prepara un plato de verduras al vapor o ligeramente salteadas, sazonadas con hierbas aromáticas y semillas oleaginosas. Da un paseo ligero de diez minutos, o bien siéntate tranquilamente después de comer para favorecer la digestión.

• Después de la cena puedes hacer algún ejercicio de meditación o visualización. Si no logras concentrarte lo suficiente, o simplemente crees que aún te falta cierto rodaje para cumplir con los objetivos de la meditación o la visualización, dedica unos minutos a reflexionar sobre tu estilo de vida y tus objetivos. Enciende una vela perfumada relajante o una barra de incienso y siéntate tranquilamente con los ojos cerrados, con-

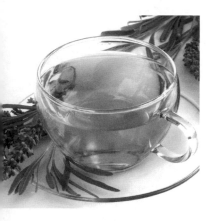

centrándote en la respiración. Deja que los pensamientos afloren a la superficie de tu mente y revísalos uno por uno con calma, dejando que se vayan cuando estés preparado.

• Se acerca el final de tu fin de semana depurativo, y la mejor manera de cerrarlo es con un buen baño terapéutico: aromaterapia, sales de epsomita o simplemente un baño caliente. Relájate y prepárate mentalmente para la semana que se avecina pero, sobre todo, sé consciente de que el fin de semana ha servido para eliminar las impurezas de tu cuerpo, descansar bien (probablemente también para recuperar horas de sueño atrasado) y cargar las pilas.

• Antes de irte a dormir, rocía el dormitorio con un ambientador relajante (uno que contenga lavanda, neroli, ylang-ylang o rosas puede ser una buena elección).

Salir del fin de semana depurativo

Como ocurre con todos los procesos depurativos, conviene salir paso a paso del fin de semana depurativo. Sería absurdo (y perjudicial para el organismo) que el lunes por la mañana volvieses de lleno a una dieta inadecuada o a una alimentación basada en productos precocinados, bebidas gaseosas, alcohol, café y comida basura. Después de este fin de semana estarás limpio por fuera y por dentro; piensa en cómo te sientes y disfruta de una profunda sensación de relajación.

Al día siguiente, lunes, toma un desayuno sano a base de macedonia de frutas, a la que puedes añadir una tostada de pan integral con queso fresco si aún tienes apetito. Bebe mucha agua a lo largo del día y también en los días posteriores, y ve regresando de manera gradual a tu dieta habitual.

Las curas de uva en el spa

Se trata de tratamientos de salud y belleza (ampeloterapia) que se hacen con derivados de la viña y el vino. Forman parte de la tradición de los países de lengua alemana, se inspiran en parte en la hidroterapia (envolturas, ecmopresas, etc.) y se han puesto en marcha en algunos spa de todo el mundo.

Esta corriente cosmética centra su eficacia en las propiedades rejuvenecedoras de la semilla y la piel de la uva. Su pulpa es una importante fuente de activos entre los que destacan la vitamina B, azúcares, minerales y oligoelementos fundamentales para el buen funcionamiento del organismo, así como ácido málico de acción exfoliante.

En el hollejo, la piel de la uva, es donde se encuentran los polifenoles, el potente antioxidante que ayuda a combatir los radicales libres. Y mediante una gran variedad de productos (extracto de uva roja, micronizado de viña, fangos de vino, brisa de uva, levaduras, aceite de semillas de uva, vino tinto, moscatel…) se logra restaurar el equilibrio natural de la piel y el organismo.

Son tratamientos que estimulan la producción de colágeno y previenen el envejecimiento prematuro de la piel, además de favorecer la circulación sanguínea, estimular las defensas inmunitarias o combatir la fatiga.

La variedad de tratamientos es igualmente amplia: se combinan envolturas, masajes, baños, aromaterapia, etc. Estas técnicas mejoran el bienestar general a través de dietas, relajación, envolturas, mascarillas, inhalaciones, baños y grape-peeling, y algunas de ellas requieren alta tecnología.

La uva, que es igualmente eficaz para tratar la ansiedad, estimula la producción de colágeno, elastina y ácido hialurónico, además de reforzar la piel. Las proantocianidinas de sus semillas ayudan a vencer la deshidrotestosterona, hormona que degenera los folículos capilares, lo que la convierte en una buena barrera contra la caída del cabello.

A lo largo de los últimos años, la uva muestra un mayor potencial terapéutico dentro de la medicina convencional, al popularizarse los estudios que ponen de relieve los veinte antioxidantes que contiene y su riqueza en fitonutrientes, lo que la convierte en un fruto poderoso y eficaz para la prevención del cáncer y de las enfermedades coronarias. Hoy día tenemos, en resumen, muy buenas razones para elegir un buen racimo de uvas si queremos cuidar la belleza y la salud.

Antiedad. El aceite de pepitas de uva se utiliza en infinidad de productos antienvejecimiento y contiene ácidos grasos insaturados y vitaminas liposolubles con un elevado poder antioxidante que, junto al efecto reenergizante de los polifenoles de las pepitas, aportan a la piel vitalidad y energía, retardando el envejecimiento cutáneo.

Tratamientos estéticos y terapéuticos con uvas (Ampeloterapia)

• **Envolturas.** Envolvimiento corporal de una mezcla de sustancias naturales derivadas de la uva (fangos, micronizados de hojas de vid roja, extracto de uva o bitartratos), con otras sustancias activas y componentes líquidos de efectos térmicos.

• **Envoltura de viña clásica.** Aplicación corporal de arcilla y fangos de vino (sustancias precipitadas en el fondo de los depósitos), con posterior «envoltura osmótica de termosudación infrarroja a alta temperatura». Esta mezcla con arcillas convierte al tratamiento en aconsejable para personas con alteraciones epidérmicas debido a una mala regeneración celular, por su gran capacidad para regular la circulación sanguínea. También posee efectos antiinflamatorios y antirreumáticos.

• **Envoltura de viña combinada.** Envolvimiento corporal de algas *Laminaria* y *Fucus Vesiculosus*, mezcladas con hojas micronizadas de vid roja que estimula la pérdida de peso y la reducción de volumen.
Contiene alginatos, yodo orgánico, vitaminas, sales minerales, oligoelementos, flavonoides, taninos, almidón, ácido tartárico, carotenos, etc. Las algas, junto con las hojas micronizadas de vid, producen un gran efecto descongestivo y

protector capilar, además de la acción metabolizante sobre la grasa corporal.

• **Envoltura de viña mediterránea.** Envoltura refrescante y descongestiva a base de lodos marinos, arcillas y extractos de vid roja que facilita el retorno venoso y la movilización de la linfa. Los lodos de origen marino, ricos en minerales y oligoelementos, tienen una acción muy marcada sobre el sistema circulatorio y linfático. La combinación con las arcillas y los extractos de vid aumenta sus propiedades terapéuticas.

• **Envoltura de viña de brisa de uva.** Envoltura para evitar el desequilibrio cutáneo del pH, agua y pérdida de electrolitos, mediante leche corporal de alto poder penetrante y brisa de uva. Está indicada para pieles deterioradas, descamación, sequedad, grietas, picores y desequilibrio general de las capas más externas.

• **Envoltura de viña alta.** Envoltura compuesta de caolín y bitartratos naturales de vino, muy astringente y queratolítica (ayuda a romper la queratina de la piel). Los bitartratos de potasio y calcio del vino son ricos en crémor tártaro, gran regulador del pH de la piel y poderoso antioxidante. Es un desintoxicante intenso, reequilibrador de las células de la epidermis e ideal para mejorar procesos psoriásicos.

• **Baño merlot.** Baño con distintos chorros de agua y aire, a temperaturas entre 35 y 37 °C, con extractos de uva y diferentes sustancias, dependiendo del efecto pretendido.

• **Baño merlot relajante.** Incorpora un hidrolato vegetal (lavanda, mandarina y neroli), y vino tinto. Es ideal para personas que padecen de un fuerte estrés o están sometidas a tensiones. También resulta beneficioso para molestias musculares y articulares.

• **Baño merlot oxigenante.** Baño de vino tinto al que se añaden diferentes compuestos purificantes y oxigenantes (pino silvestre, eucalipto y menta piperita). Es un baño adecuado para fumadores.

• **Baño merlot remodelante.** Baño con vino tinto que contiene extractos de algas laminarias, fucus y limón. Sus efectos tonificantes lo hacen indicado en casos de celulitis, adelgazamiento y tonificación.

• **Baño muscat.** Es un baño de hidromasaje, con chorros de agua y aire al que se añade una solución de muscat y aceites esenciales con diferentes acciones.

• **Baño muscat y aceite esencial de naranja.** Con efectos estimulantes sobre el organismo, resulta ideal para combatir estados de estrés y fatiga.

• **Baño muscat anti-celulítico.** Mezcla de muscat, levadura seca activa para vinificación, azúcar y aceite esencial de geranio.

• **Parafangos.** Envoltura localizada de una mezcla de parafina con lodos termales ricos en oligoelementos y concentrado de uva con canela. Produce una vasodilatación importante, una acción anticongestiva y un alivio de determinados dolores. Es también remodelante y relajante, y combina las propiedades antiinflamatorias y analgésicas del calor seco de la arcilla y la uva.

• **Inhalaciones.** Inhalaciones de diferentes extractos vegetales, como los de vid roja (gran poder broncodilotador), pino silvestre, eucalipto y menta piperita, vehiculizadas por gotas microscópicas de agua. Están indicadas para fluidificar secreciones y limpiar las vías respiratorias.

• **Grape-Peeling.** Fricciones con hojas micronizadas de vid roja rica en taninos, con efectos exfoliantes y suavemente astringentes.

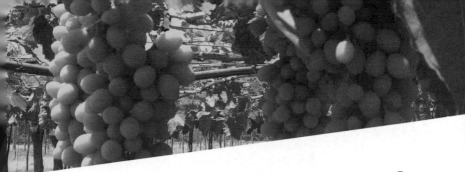

BIBLIOGRAFÍA

Libros útiles para seguir un ayuno o una cura de uvas

Beyer, K. A. *La cura de savia y zumo de limón*. Ed. Obelisco.

Bizkarra, Dr. Karmelo. *El poder curativo del ayuno*. Editorial DDB.

Brandt, Johanna. *La cure de raisin, pour combattre le cancer et de nombreuses maladies*. Ed. Jouvence.

Dahlke, Rüdiger. *El gran libro del ayuno*. Ed. RBA - Integral.

Durbec, Régine. *Curas para las cuatro estaciones*. Ed. Ibis.

Lützner, Dr. Hellmut. *Renacer a través del ayuno*. Ed. Hispano Europea.

Monnier, Dr. Georges. *Santé par l'hygiène intestinale*. Ed. Jouvence.

Treutwein, Norbert. *El poder curativo de los antiácidos naturales*. Ed. Robin Book.

Vasey, Dr. Christopher. *Curas de frutas*. Ed. Océano Ámbar.

Vasey, Dr. Christopher. *El equilibrio ácido-base*. Ed. Edaf.

Para las personas que deseen profundizar más en una alimentación a base de crudos recordemos que existen hoy en día muchas más posibilidades. Por ejemplo, gracias a los deshidratadores, Encontraréis buenos consejos gourmet de autores como, entre otros, Mercè Passola (*El arte de la cocina*

cruda), Christine Mayr (*Raw gourmet cuisine*) o el chef crudi-vegano Javier Medvedovsky (*Espiritual Chef*), que nos enseñan las exquisiteces que podemos elaborar a través de sus recetas, tanto a través de Internet como de sus libros.

Sobre el lado energético de los alimentos, podéis consultar la obra divulgativa de autores como Dr. Jorge Pérez-Calvo (*Revitalízate!* – Ed. RBA), o Montse Bradford (*La nueva cocina energética* – Ed. Océano Ámbar).

Otros libros de la colección Básicos de la salud

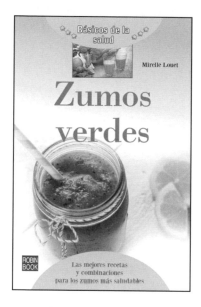

Zumos verdes
Mireille Louet

Los zumos verdes, ricos en vitaminas y antioxidantes, son la estrella de la nutrición en estos días. Su popularidad ha ido en aumento por ser la rutina diaria de las *celebrities* de Hollywood, que cuelgan sus recetas en las redes sociales y que han hecho que las personas que tienen una predisposición por la vida saludable hagan suyas las bondades de estos ricos alimentos.

Este libro presenta casi un centenar de propuestas organizadas entre zumos para dar equilibrio, para dar energía, medicinales, afrodisíacos o simplemente para tener una piel más radiante y luminosa.

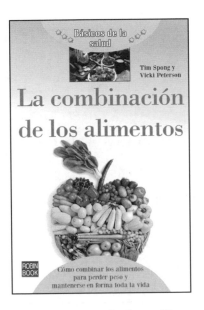

Básicos de la salud

Tim Spong y
Vicki Peterson

La combinación
de los alimentos

ROBIN BOOK

Cómo combinar los alimentos
para perder peso y
mantenerse en forma toda la vida

La combinación de los alimentos

Tim Spong y
Vicki Peterson

Los efectos de la dieta sobre nuestra salud son, desde hace algún tiempo, objeto de importantes investigaciones científicas. Las recomendaciones actuales son reducir las grasas de origen animal y, sobre todo, aumentar el consumo de frutas y hortalizas frescas en nuestra alimentación. A ello, los investigadores más avanzados, como los autores de este libro, añaden los beneficios adicionales de una dieta basada en la correcta combinación de los alimentos. Las bases de esta dieta son no consumir proteínas y féculas en una misma comida, tomar más alimentos alcalinos que ácidos e ingerir la fruta sola o con otros alimentos compatibles.

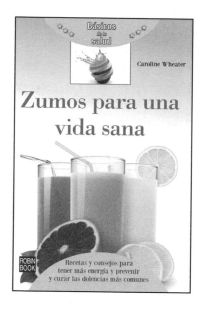

Zumos para una vida sana
Caroline Wheater

A menudo recurrimos a los fármacos para añadir a nuestra dieta un suplemento extra de vitaminas y minerales. Sin embargo, la propia naturaleza ha puesto a tu alcance una forma mucho más apetecible de cuidar tu salud: los zumos frescos de frutas y verduras. Unos cuantos vasos al día suponen un aporte inestimable de nutrientes esenciales que te ayudarán a desintoxicar y equilibrar el organismo.

Este libro no sólo te propone incorporar a tu rutina diaria la preparación de zumos frescos, sino también te enseñará a elegir los más adecuados para cada ocasión.

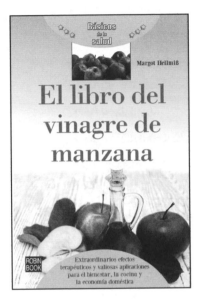

El libro del vinagre de manzana

Margot Hellmiß

Esta guía, de inestimable valor para todos los interesados en la medicina natural tradicional, desvela el gran abanico de características del vinagre de manzana. A sus propiedades medicinales como tónico, antiséptico y desinfectante une interesantes cualidades que pueden aplicarse al campo de la cosmética, de la limpieza del hogar y de la cocina. Un manual de uso imprescindible para conocer las particularidades de este antiquísimo producto, consejos prácticos para su elaboración y numerosas recetas con el vinagre como base de aliño.

Títulos de la colección Esenciales:

Los puntos que curan - *Susan Wei*

Los chakras - *Helen Moore*

Grafología - *Helena Galiana*

El yoga curativo - *Iris White y Roger Colson*

Medicina china práctica - *Susan Wei*

Reiki - *Rose Neuman*

Mandalas - *Peter Redlock*

Kundalini yoga - *Ranjiv Nell*

Curación con la energía - *Nicole Looper*

Reflexología - *Kay Birdwhistle*

El poder curativo de los colores - *Alan Sloan*

Tantra - *Fei Wang*

Tai Chi - *Zhang Yutang*

PNL - *Clara Redford*

Ho' oponopono - *Inhoa Makani*

Feng Shui - *Angelina Shepard*

Flores de Bach - *Geraldine Morrison*

Pilates - *Sarah Woodward*

Relajación - *Lucile Favre*

Masaje - *Corinne Regnault*

Aromaterapia - *Cloé Béringer*

Ayurveda - *Thérèse Bernard*

Plantas Medicinales - *Frédéric Clery*

Bioenergética - *Eva Dunn*

Hidroterapia - *Sébastien Hinault*

El poder curativo de los cristales - *Eric Fourneau*